U0340358

# 宝贝做个好梦

## 好梦宝贝做个

宝宝金质睡眠第一书

吴海燕 ○ 著

中国妇女出版社

图书在版编目（CIP）数据

宝贝做个好梦：宝宝金质睡眠第一书 / 吴海燕著.
—北京：中国妇女出版社，2013.7

ISBN 978-7-5127-0738-2

Ⅰ.①宝…　Ⅱ.①吴…　Ⅲ.①婴幼儿—睡眠—基本知
识　Ⅳ.①R174

中国版本图书馆CIP数据核字（2013）第138258号

**宝贝做个好梦：宝宝金质睡眠第一书**

作　　者：吴海燕　著
策划编辑：宋　罡
责任编辑：应　莹
责任印制：王卫东
出版发行：中国妇女出版社
地　　址：北京东城区史家胡同甲24号　　　邮政编码：100010
电　　话：(010) 65133160（发行部）　　　65133161（邮购）
网　　址：www.womenbooks.com.cn
经　　销：各地新华书店
印　　刷：北京鑫海达印刷有限公司
开　　本：170×240　1/16
印　　张：13
字　　数：200千字
版　　次：2013年10月第1版
印　　次：2013年10月第1次
书　　号：ISBN 978-7-5127-0738-2
定　　价：28.00元

# 宝宝良好睡眠很重要

每位父母都希望自己的宝宝能健康快乐地成长。可是你知道吗，除了给宝宝提供丰富的物质条件外，睡眠对宝宝的成长也起着至关重要的作用。

睡眠对于每个人来说都是非常重要的，尤其是婴幼儿，睡眠时间的长短与质量的好坏，都直接影响到宝宝的健康成长。那么，良好睡眠对宝宝具体都有哪些重要作用呢？

第一，睡眠对宝宝来说，有非常明显的促进智力发育的作用。研究证明，睡眠比较好的宝宝智商发育是比较好的。稍微大一点儿的孩子，睡眠对孩子的记忆力、创造力、精神状态方方面面都有很好的促进作用。

第二，有促进宝宝身体生长发育的作用。研究证明，生长激素70%左右都是在夜间深睡眠的时候分泌的。有些孩子睡眠特别不好，超过3个月到半年以后，身高增长会逐渐减缓，这是因为睡眠障碍、生长激素分泌不足引起的。当然，饮食、运动等对身高体重也有影响，但是睡眠也是一个很主要的因素。

第三，睡眠有储能作用，也就是储备能量供人体完成白天的活动。睡眠对情绪状态也有很大的影响，小宝宝也好，大孩子也好，如果缺乏睡眠或睡眠质量不高，会有易怒、烦躁、行为障碍、记忆力减退、活动能力降低等情况，还容易发生意外伤害。

第四，睡眠影响认知。宝宝睡觉时有一半的时间，脑部在进行整理、重组和认知日间接收的信息，家长常误解宝宝眼球转动，是将近睡醒的现象。提醒父母应注意宝宝的睡眠质量，切勿无谓打扰弄醒，以帮他养成良好的睡眠习惯。

国外研究报告指出，睡眠不足的宝宝，注意力专注和集中程度发展都会较差。长期睡眠不足，会对外界事物失去兴趣，更影响情绪或入学前的适应期等。

可见良好的睡眠对孩子是非常重要的。可是有的父母在养育宝宝的过程中，在睡眠上总会遇到一些小问题，比如"为什么我的宝宝睡觉总不老实？""也不知宝宝哪儿来的那么多精力，看上去永远都不会累，直到玩得累倒在地上？""最近一段时间，我的宝宝在睡前总会大哭，怎么哄也哄不好，真是弄得我又心烦又担心。"等等很多这样的问题不知如何解决。而你如果拥有这本书，关于宝宝睡眠的一切问题都能找到解决的方案。本书中列举了影响宝宝睡眠的种种情况，帮你弄清妨碍宝宝安然入睡的原因，从而找到解决问题的方法。更加重要的是，你将会从此书中学会怎样作出一些适当的改变而使宝宝的睡眠也发生彻底的改变。

正像本书中所讲的那样，每个宝宝都是一个独立的个体，情况也会各有不同，所以说解决所有宝宝睡眠问题的"万能钥匙"是不存在的。但是只要你了解了宝宝出现睡眠问题的原因，一定能根据宝宝的需求从本书中选出适合的解决办法。

相信在你的努力下，宝宝一定能够拥有良好的睡眠，进而健康快乐地成长。

CONTENTS 目 录

第一篇
你了解宝宝睡眠的奥秘吗

**第二篇**

# 让宝宝一觉睡到天亮

第三篇

## 睡眠干扰巧应对，妈妈零烦恼

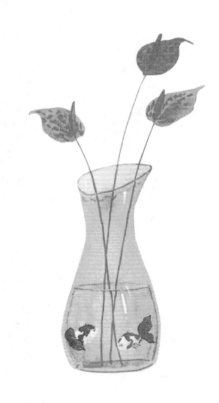

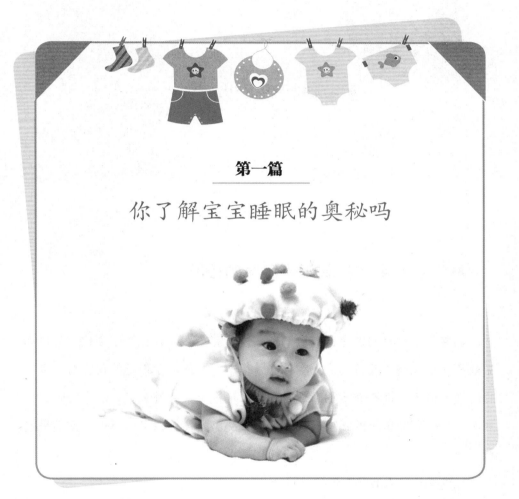

## 第一篇

### 你了解宝宝睡眠的奥秘吗

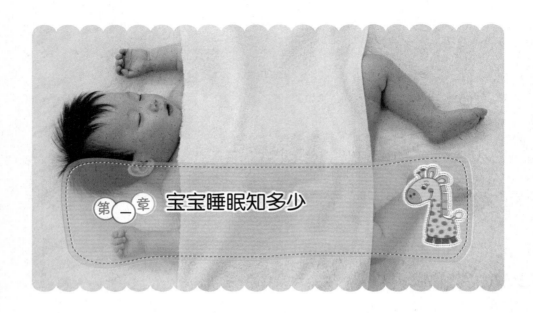

第一章 宝宝睡眠知多少

 **判断宝宝睡眠是否健康的标准**

随着宝宝大脑的发育，宝宝的睡眠模式和节奏一直在发生变化。父母如果能相应地调整育儿行为，宝宝就能睡得很好。而从生理学的角度看，宝宝睡眠模式健康，拥有充足的睡眠，则是保证宝宝大脑健康发育的重要因素。那么，怎样判断宝宝的睡眠模式是否健康呢？具体可以从以下五个方面来进行判断：

1.夜晚和白天的睡眠持续时间。

2.小睡次数和时间长短。

3.睡眠固化。

4.睡眠安排，睡眠时间的掌握。

5. 睡眠是否有规律。

如果宝宝的睡眠在以上五个方面相互平衡，那么就表示宝宝的睡眠相当充足，睡眠质量也很高。然而需要注意的是，这五个方面不是独立的，而是相互作用、相辅相成，共同形成健康睡眠的。

在宝宝睡眠成熟的过程中，会逐渐出现以下五个转折点：

1. 宝宝6周大时，夜晚的睡眠时间会延长。

2. 宝宝12～16周时，白天的睡眠会变得有规律。

3. 当宝宝9个月大的时候，白天小睡次数减少，夜里也会安静地睡觉，几乎不会醒。

4. 当宝宝12～21个月大的时候，白天小睡和夜里睡觉形成规律了。

5. 当宝宝3～4岁的时候，午后的小睡变得越来越短。

如果父母能根据以上规律相应地调整育儿行为，那么宝宝的睡眠就会越来越好。可是如果父母没有注意到以上的规律和变化，或没有及时调整育儿行为，那么就会容易让宝宝过度疲倦。如果这种情况长时间持续下去，就会对宝宝的大脑发育产生不利影响。

然而，要调整育儿行为，就需要了解造成这些变化的两种生理调节机制，从而更好地帮助孩子养成良好的睡眠习惯。

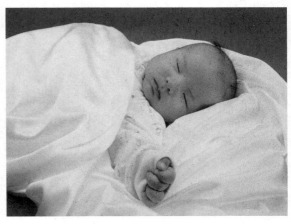

第一种调节机制是"自动平衡控制机制"，是控制孩子睡眠需求的。简单来说，如果人长时间不睡觉，就会产生睡眠的欲望。如果缺乏睡眠，那这种生理机制就会试图让你进入睡眠状态，以确保你有足够的睡眠。这种自动调节的机制是人类无法控制的，就如同人肚子饿了就必须要吃饭一样。如果肚子饿了长时间不吃饭，那么就会对身体造成伤害，严重的还会生病。同样，若长时间不睡觉，就会造成睡眠缺乏，进而对身体造成伤害。婴幼儿的睡眠需求一直在发生变化，因此父母必须密切关注，从而及时作出相应的调整。

第二种调节机制是"生理节奏定时系统"。它就像一个精密的调节程序一样，随着白天黑夜的变化而开关体内的某些基因，让人产生睡眠需求，以保证人在恰当的时间进入睡眠状态。比如，当夜晚来临时，它会让你产生欲睡的感觉，这时就该睡觉了，而白天则不会有这种情况。当然，这只是针对睡眠稳定的成人来说的。在宝宝生长发育的过程中，这种程序的作用模式跟成人完全不同，在宝宝出生后的最初几个月，这个程序会在一天内反复触发，并且随着宝宝的成长而逐渐变化，这时的父母很容易就跟不上节奏。当你刚刚掌握宝宝什么时间应该小睡，什么时间应该上床睡觉时，宝宝的睡眠节奏可能又开始发生变化了。

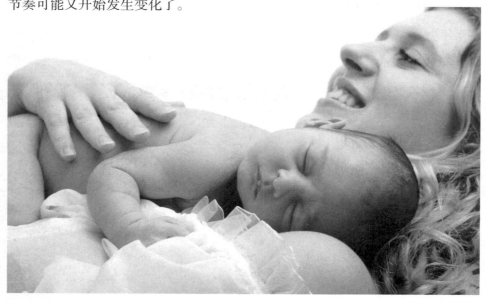

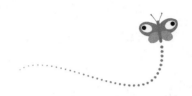

 ## 宝宝睡眠中会经历哪些事

小宝宝是在睡眠时间里悄悄成长的，好的睡眠不但能让孩子精神充足，并且还能让其拥有健康的身体。但是，你是否知道他们在睡眠中都会经历哪些事情？这是帮助宝宝养成健康睡眠习惯的第一步，父母对此一定要有所了解。

宝宝的睡眠阶段由两种状态组成，这与我们共同经历过的阶段几乎一样。专业术语叫作"REM睡眠"（REM即Rapid Eye Movements，眼球快速移动）和"非REM睡眠"。我们一般的说法是"活动睡眠"和"安静睡眠"。

### REM睡眠——活动睡眠（眼球快速移动睡眠）

此时，如果你仔细观察，会发现宝宝虽然睡着了，但眼球却在眼皮底下左右移动，不时还会皱眉头，手指和脚趾也会动。这就是眼球快速移动睡眠。

科学研究表明，眼球快速移动睡眠对学习十分重要，它能促进记忆力的形成。足月的宝宝，有一半的时间属于眼球快速移动睡眠。而这种睡眠占早产儿整个睡眠时间的80%。这种睡眠在宝宝出生后的几个星期内之所以占据这么高的比例，是为了让宝宝的大脑更好地发育。而在成人阶段，眼球快速移动睡眠只占全部睡眠的20%左右。

新生宝宝和年龄稍大的儿童以及成人不同，睡觉时会直接进入眼球快速移动睡眠状态，这种情况会一直维持到3个月左右。

但是，在这种睡眠状态中，父母需要注意的是，宝宝暂时丧失了自我调节体温的能力，热了不会出汗，冷了也不会打哆嗦。因此，父母一定要更加悉心地照看，帮助他保持正常的体温。

### 非REM睡眠——安静睡眠

当宝宝没有处在眼球快速移动睡眠阶段时，其睡眠更平和，大脑活动明显减少，不太容易被噪声或因为移动而惊醒。在这种睡眠状态下，你可以注意宝宝的眼球在眼皮下缓慢地移动。

在宝宝出生几个星期后，安静睡眠时间会逐渐增加。在他进入安静睡眠和活动的睡眠周期成熟模式之前，需要花6个月的时间用于大脑发育，这时你可以观察宝宝的安静睡眠会出现在什么时候。

宝宝的安静睡眠分成四个循序渐进的阶段，即昏昏欲睡、轻度睡眠、深度睡眠与极深度睡眠。宝宝和成人一样，睡眠总是在循环交替进行，整个晚上从眼球快速移动睡眠转变为眼球非快速移动睡眠。进入深度睡眠后，宝宝的动作明显减少，连呼吸也会减缓。这一阶段和眼球快速移动睡眠状态不同的是，宝宝很少做梦。同样，安静睡眠对宝宝健康成长也是非常重要的。

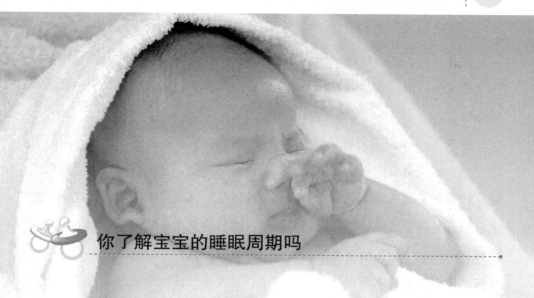

## 你了解宝宝的睡眠周期吗

"睡眠周期"是指从非REM睡眠过渡到REM睡眠，然后紧接着就进入短暂的"清醒"状态。在清醒之后，新一轮的睡眠又重新开始了。一整个晚上的睡眠就是从非REM睡眠到REM睡眠，然后到短暂的清醒，这样呈现出阶段性和周期性的变化，并周而复始地进行的一个睡眠过程。

刚出生时间不久的宝宝和大一点儿的宝宝不同，他们在晚上睡着后就立刻进入活动睡眠，而不是通常所说的安静睡眠。你会发现当宝宝稍微长大一点儿的时候，也就是在大约3个月时，宝宝入睡后就会先进入安静睡眠，而不是原来的活动睡眠。你还会发现，宝宝在晚上睡着之后会睡得特别香甜，过半小时或者再长点儿的时间后，他就会迷迷糊糊地或者烦躁地醒来。这种现象很可能说明他正在从活动睡眠阶段向安静睡眠阶段过渡，只是这个时候他还没有掌握好自己的睡觉技能。

一般来说，宝宝的睡眠周期长度为50～60分钟，随着宝宝渐渐长大，这一周期会变得更长。从6个月开始到成人期，睡眠周期的长度会逐渐增加到90分钟。每晚，不管是大人或是宝宝都要经过好几个睡眠周期。而当每个睡眠周期结束的时候，也都会短暂地醒来。

　　这种半清醒状态也许会变成清醒状态，也许不会。它主要取决于睡眠环境是否安全可靠或者是否有外界干扰。一般情况下，人们都能很快回到睡眠状态中。

　　和成人一样，宝宝晚上也会醒来好几次，这是宝宝自然睡眠周期的组成部分。或许父母们都会发现，当到了黎明的时候，宝宝好像越来越难以入睡，或者干脆就醒着不再睡觉。最典型的就是3~6个月的宝宝，在晚上入睡之后，开始的时候会睡得很沉，可是从入睡后的几个小时起，每到活动睡眠阶段，睡眠就会变得越来越浅，而且越来越容易被惊醒。这个时候，如果宝宝自己能够重新进入睡眠状态，父母就不会发现他曾经醒来过。可是，若宝宝无法重新进入睡眠状态，那么他就有可能会彻底清醒，开始哭闹起来，这就是出现那些让人感到烦恼的夜晚的原因。如果你能教会宝宝放松自己，重新进入睡眠状态的话，那么这些恼人的夜晚就不会再出现了。

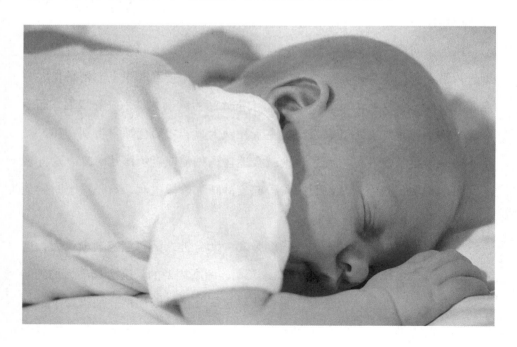

**宝宝每天应该睡多长时间**

　　成人都会有这样的感觉：如果睡眠时间短，就会感觉疲倦。那么我们该如何判断宝宝的睡眠时间是否充足呢？

　　在宝宝初生的几周内，睡眠时间的长短几乎与其内在睡眠需求是一致的，因为这个阶段的宝宝睡眠时间长短主要受生理因素影响。但过了这个阶段后，到宝宝三四个月时或者早到6周大时（对于早产儿，要从预产期开始算起），父母的育儿方式就会对宝宝的睡眠时间长短产生很大影响。因此，只要父母足够细心，及时掌握孩子睡眠需求的变化，帮助孩子养成良好的睡眠习惯，那么孩子就会越来越安静，越来越健康。

　　也许有的家长会问："我的宝宝需要睡多长时间合适呢？"然而遗憾地说，对这个问题并没有统一的答案，因为每个宝宝的睡眠需求是不一样的。下面就介绍宝宝不同年龄段睡眠持续时间的长短。

　　**0 ~ 6周**

　　对于所有父母来说，宝宝刚出生的最初一段时间，是一生中最为珍贵的记忆，可同时也是让父母感到最为疲惫的时期。

这阶段的宝宝每天需要睡15～18个小时，不过每次睡眠时间最长也就四五个小时。这时的宝宝正处于一种糊涂而脆弱的阶段。通常情况下，宝宝需要每隔3个小时喂食一次。在这个阶段，我们还没有发现哪个宝宝会真正进入安静的睡眠状态。

### 6周～4个月

到了这个阶段，宝宝每天的睡眠时间总量会下降到14～15个小时，总量上虽然略有减少，可是睡眠会变得更沉，持续时间也会更长，从四五个小时延长到9个小时。很多研究表明，发生这样的变化，说明宝宝的神经发育成熟了。

### 4～6个月

这个阶段的宝宝会变得更加好动，更加让人喜欢。大约6个月的时候，他就能够开始吃辅食了。这个阶段的宝宝一天的睡眠总量为14～15个小时。

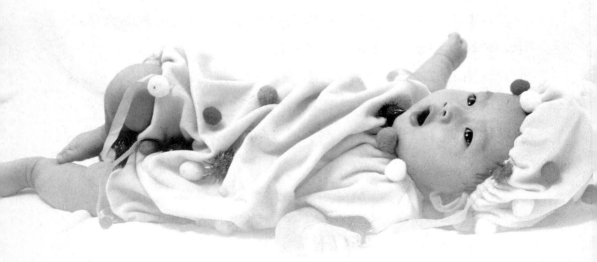

### 6～12个月

这个阶段的宝宝变得更加活跃了。很多6个月大的宝宝能够自己坐起来，8个月的时候会爬，1岁时蹒跚学步。

宝宝在这个阶段每天所需要的睡眠时间为13～14个小时，晚上的睡眠时间可以达到10～12个小时，除此之外，白天还需要再小睡一段时间。

### 12个月～2岁

这个阶段的宝宝，正以惊人的速度成长，有的宝宝已经学会了走路，开始满地乱跑了。这时宝宝需要的睡眠时间为12～14个小时，有些宝宝白天小睡可能会减少到只睡一次，但是睡眠的时间会长一些。

### 3岁左右

一般来说，3岁左右的孩子每天需要睡12个小时，其中晚上要睡10～11个小时，白天睡1～2个小时。3岁幼儿和2岁的幼儿相比在白天小睡的差异很大。此时，宝宝所需睡眠时间的长短取决于这一天的活动量，以及是否生病、生活规律的改变等。

### 学龄前期

到了这个阶段，大多数的孩子在晚上会睡10～12个小时。

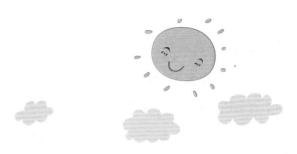

 ## 白天的小睡不可少

　　婴幼儿的大脑和身体的发育速度超乎寻常，睡眠对他们来说至关重要，但是只有晚上的睡眠是不够的。规律的白天小睡能帮助他们获得所需的充足睡眠。

　　也许有人会问，让宝宝白天睡得多了，会不会影响到晚上的睡眠？答案是不会的。夜间的睡眠、白天的小睡和清醒各行其道，在一定程度上是各自独立的。在孩子出生的前三四个月中，这三种状态发展速度不一致，造成三者可能不协调。随着孩子的发育，三者慢慢达到一种和谐状态。

　　相信成人都曾有过这样的体验：我们都曾有过在午后昏昏欲

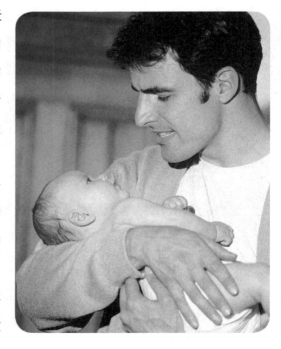

睡的感觉，造成这种现象的原因部分在于头天晚上我们睡眠时间的长短以及我们已经醒来多长时间。在白天，人的精神状态会在机敏和昏睡之间波动；同样的，夜间睡眠的时候，会在浅睡和深睡之间波动。成年人如果能在午后小睡一下，会使自己重新精神焕发，因为在这个时段，人的生理状态进入低潮。

同样，小睡对于宝宝来说也是很重要的。3岁以前的孩子正处于身体、心理各方面全面发展的阶段，仿佛每天都有新的变化，睡眠是孩子补充能量、积蓄力量的重要途径。研究表明，小睡能够有力地推动孩子认知能力的发展。因为在小睡期间，孩子的身心处于最大限度的放松状态，所以，当孩子睡醒后，你会发现其精神状态比睡觉之前还要好，在学习新的知识、探索周围的世界时兴致盎然，表现出极度开心的样子。而且小睡其实也是一种学习机会，当孩子小睡的时候，恰恰是他们学习如何放松自己的好时机。

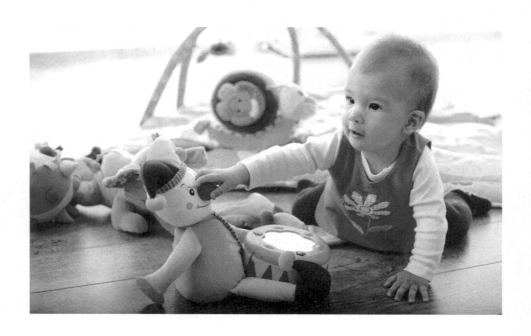

可是如果孩子小睡不足的话，代价则不菲。4~8个月的宝宝如果不能进行充足的小睡，就会影响其注意力集中，活动起来也不能持久。3岁以内的幼儿，如果从不或很少进行小睡，则会对他们的适应力以及自我控制力产生影响。因此，应该保证孩子有充足的小睡。

此外，小睡也要选择合适的时间，那样效果才是最好的。如果宝宝错过了一次小睡的时间，就应等到下次小睡的时间再让其小睡，这样就能控制住宝宝的睡眠节奏，不至于被打乱。如果宝宝非常疲倦，也可以提前小睡的时间，不过这样做会影响宝宝的睡眠规律，需要及时调整回来。

那么宝宝每天的小睡时间到底是如何分配的呢？据科学研究发现，在宝宝4个月大的时候，每天大约要小睡2~3次，分别是早上、午后和傍晚，而最后一次小睡则会很短。多数6个月大的宝宝，每天差不多就只进行两次小睡；宝宝9个月大的时候，每天小睡就只有1~2次；满1周岁的宝宝，很少一部分每天只进行1次小睡，大多都还是2次；而15个月大的时候，每天只小睡一次的宝宝会增加到一半；当宝宝到了21个月的时候，基本上每天就只有1次小睡了。

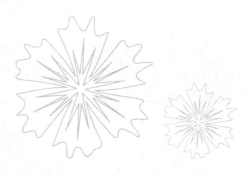

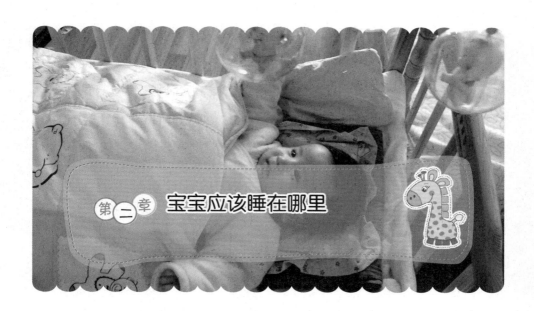

第二章　宝宝应该睡在哪里

 ## 新生宝宝需要枕头吗

很多人都喜欢给刚刚出生的宝宝枕一个小枕头，可是这个举动却是一个爱的错误，因为小枕头不仅不能使宝宝舒服，还可能导致意外！

为什么新生宝宝不需要枕头呢？因为宝宝刚出生的时候，脊椎是平直的，不像大人一样是弯曲的，这样平躺着睡觉时，其背和后脑勺在同一平面上。但是如果使用枕头，宝宝的颈部就会被垫高了，颈部和背部的肌肉就会一直得不到放松，对宝宝的发育会造成不良影响。

新生宝宝侧卧的时候，头部与身体也是处于同一水平面的，如果使用枕头，很容易造成宝宝的颈部发生弯曲，长期下去对宝宝的身体发育极为不利，有时甚至会出现呼吸困难和吞咽困难的情况，甚至导致意外。

那么,什么时候给宝宝枕枕头合适呢?又该枕多高的枕头呢?

如果个别宝宝有溢奶或吐奶的现象时,可以将上半身适当略微垫高一些,或者把洗脸的手巾折叠成2~3层约1~3厘米高后当枕头用,以防吐奶。

当宝宝长到三个月时,就开始学抬头了,这时其颈椎开始出现向前的生理弯曲。为了维持生理弯曲,保持体位舒适,这时可以给宝宝枕1厘米高的枕头。

当宝宝七八个月开始能坐时,其胸椎开始向后弯曲,肩也发育增宽,这时可给宝宝枕稍高的枕头。

父母一定要注意,枕头过高或过低都不好,都不利于宝宝的睡眠和身体的正常发育。

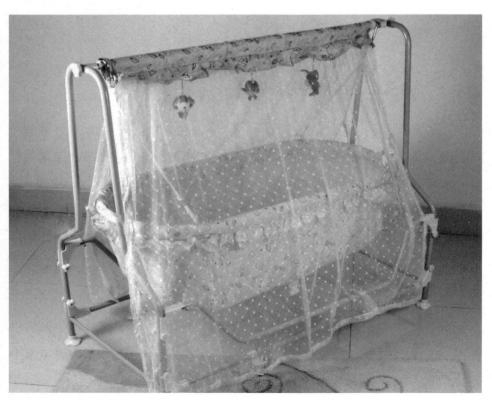

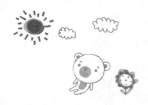

 ## 宝宝枕头的选择与保养

宝宝可以开始枕枕头了，那么宝宝枕头的选择又有啥要求呢？

首先，宝宝的枕头不宜过大，枕头的长度应与其肩宽相等或稍宽些，宽度略比头长一点。枕套最好用棉布制作，以保证柔软、透气。枕芯应当选用质地松软、轻便、透气性好、吸湿性好的材料，如果质地太硬，容易使小儿颅骨变形，不利于头颅的发育。可选择麦皮、灯芯草或蒲绒的，而泡沫塑料枕芯透气性差，最好不用。弹性太大的枕头也不好，小儿枕时，头的重量下压，半边头皮紧贴枕头，会使血流不畅。木棉枕、泡沫枕通风散热性能差，不适合夏天使用。

此外，枕头的保养也很重要。因为宝宝的新陈代谢比较快，所以出汗较多，汗水混合污渍和头皮屑会经常附着在枕套上，长时间不清理会诱发宝宝面部湿疹和头皮感染，所以每隔一段时间就要清理一下枕头，把枕芯放到太阳下暴晒，而枕套则要经常清洗。

还需注意的是，应该避免让孩子使用大人的枕头。大人的枕头对他们来说往往太高，易加大颈与胸椎的弧度。幼儿的脊柱尚未定型，久而久之，可能出现驼背、斜肩等畸形，还可造成肌肉疲乏或诱发落枕。头部如果抬得过

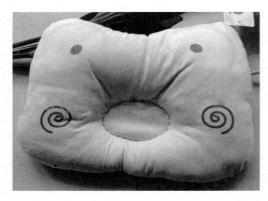

高，颈部过度屈曲会使气管受到压迫，呼吸不协调，睡梦中容易惊醒，醒后头晕、呛咳，表现为精神欠佳，食欲缺乏，并且大人枕头的异味往往也会干扰孩子的入睡。因此，一定要给孩子使用自己专用的枕头。

 **宝宝被褥的选择也有学问**

宝宝出生后头七天，往往是睡眠时间长于醒着的时间，醒着时，也多半是在小床上度过，因此，被褥的好坏是非常重要的。

宝宝的被褥应当单独准备1～2套，适合于小床使用，被子应当选用质地柔软、保暖性好、颜色浅淡的纯棉布或薄绒布来做，而不吸水、透气性差的合成纤维或尼龙织品则不宜使用。棉胎应用新棉花，因为旧棉花不保暖也不卫生，最好不使用旧棉胎改制的。棉被不宜过厚过大，一般每条一斤左右即可，尺寸应与小床的大小相适应，需准备两条，便于洗换，随季节变化而增减，春秋季节可盖一条，冬季盖两条。也可准备2～3床小被套，最好是用纯棉布制作，便于换洗。有条件的话，再准备两条小童毯，随气温变化相应增减，因为毛毯比较薄，保暖性又好，也可在妈妈给宝宝喂奶的时候使用，可使母婴之间较为密切地接触。

宝宝床垫的准备也非常重要。小床上的垫子不能太软，可以用旧棉胎折叠起来做成床垫，上面再铺一层薄的棉胎就可以了。因为宝宝骨骼比较柔软，正处于发育生长阶段，如果床垫太软，比如用过软的弹簧床垫或海绵垫，会使宝宝的脊柱经常处于弯曲状态，容易引起脊柱变形，甚至发生驼背，并且不利于宝宝活动，影响骨骼、肌肉的发育。

宝宝的床单，最好采用纯棉制品，要比小床大一些，四周可以压在床垫下面，不至于活动时将床单踢成一团。

此外，在新生儿出医院回家之前，应当将准备好的衣服、床品等清洗干净后使用。平常也要经常洗换，并拿到太阳下晾晒，这样不但能使被褥松软暖和，还可起到消毒杀菌的作用。

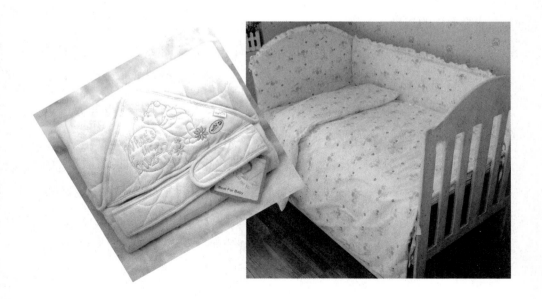

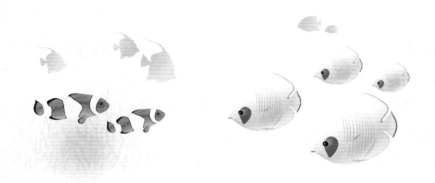

 ## 宝宝睡床准备的安全准则

宝宝出生后每天有一大半的时间是在床上度过的，所以宝宝床的选择至关重要。一个安全、舒适、方便、设计合理的宝宝床不仅是孩子健康成长的保证，同时也在一定程度上为父母们提供了种种便利，减轻了负担。

父母在选择宝宝床时，一定要注意以下几点安全准则：

### 床缘栅栏的选择

尽量选择圆柱形的，两个栅栏之间的距离不可超过6厘米，以防止宝宝把头从中间伸出来。有些妈妈喜欢花纹比较复杂、雕饰比较多的宝宝床，事实上，这样的床对孩子是不够安全的。因为床栏或床身上凸起的雕饰容易勾住孩子的衣物，孩子竭力挣脱时，就有可能碰撞受伤。

宝宝床栅栏的高度一般是可调节的。要是太低，等到孩子能抓住栅栏站立时，随时有爬过栅栏掉下来的危险。如果太高，父母抱起或者放下宝宝都会十分不便。此外，可以选择栅栏带有活动小门或栅栏可以整体放下的宝宝床，这样抱孩子或给孩子换尿布的时候就非常方便了。

### 宝宝床的床面

所有床面必须涂有防裂的保护层。正在长牙的宝宝喜欢用嘴巴啃东西，因此床缘的双边横杆必须装上保护套，家长尤应注意：用金属材料制成的宝宝床绝对不能含有铅等对孩子身体有害的元素。

宝宝床的表面不要贴上贴纸，如果贴纸翘开，孩子很有可能会把它撕下来，塞进口中。而且印有鲜艳图案的贴纸易使孩子烦躁不安。有的宝宝床涂有各种颜色，如果涂料中含铅，当宝宝啃咬栏杆时就有发生铅中毒的危险，发生铅中毒，会使宝宝出现贫血。

### 宝宝床的尺寸

宝宝床如果太小，用一年左右就要淘汰，似乎有点儿浪费。但是如果太大，又不能给宝宝提供安全感。现在有的床是可以调节长短的，这样的床比较实用，但要注意是否结实，以免发生事故。

### 滚轮和摇摆功能

有些宝宝床安装了小轮子，可以自由地推来推去。这种小床，必须注意它是否安有制动装置，有制动装置的小床才安全，同时制动装置要比较牢固，不至于一碰就松。还有的小床可以晃动，有摇篮的作用，这种床也一定要注意它各部位的连接是否紧密可靠。最好不要买只能晃动不能固定的小床，因为宝宝的成长速度很快，睡摇篮的时间毕竟很短，更需要的还是一张固定的床。

### 宝宝床的摆放

仔细地为宝宝的小床找一个摆放的地方。不要将小床放在靠着窗户的地方，以避免宝宝从床上站起来摔出窗外的事故发生；也不要靠近固定的织物或者靠近可以帮助宝宝爬出来的家具，一些织物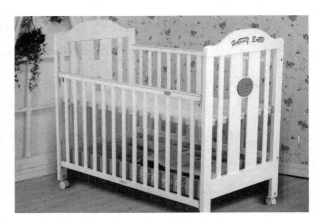和线绳会诱使宝宝掉下去，或者把宝宝缠住。要放在母亲看得到的地方；在夏天时应选择自然通风良好的地方，避免空调凉风直吹，冬天要避开漏风处，防止贼风直吹，同时也不要距离暖气或电热炉过近。

最后，需要注意的是，有些年轻夫妇喜欢让孩子和自己共睡一张柔软的大床，那样做并不是好事。首先，因为孩子还处于生长发育之中，骨骼硬度较小，容易发生弯曲变形。如果长期睡软床，会由于睡觉时偏向一侧，造成脊柱突向该侧，形成畸形。其次，在软床上睡觉，尤其是仰卧睡觉时，床垫因体重的关系而下陷，脊柱的变形弯曲使韧带和关节负担加重，久而久之容易引起腰部酸胀不适或疼痛，导致宝宝经常哭闹。

所以，应当尽量避免让宝宝睡软床，以免对其身体发育造成影响。可以选择榻榻米和稍硬的木板床，睡床的硬度应以仰卧时，身体不超过正常的弯曲程度，臀部不会过度下陷为原则。

 ## 如何挑选宝宝的摇篮

### 轻轻摇晃宝宝好处多

如果你仔细观察，就会发现，那些不到8个月的宝宝，哪怕正在烦躁不安或哭闹，可是一旦你把他抱起来走动或是为其翻身，他就会立刻变得神色安详；而很多8个月以上的宝宝，不少时候会自己攀住小床的围栏用力摇晃。专家指出，这些情况说明：宝宝需要摇晃，对这种摇晃的状态很享受。

宝宝为什么会喜欢摇晃呢？因为他们在母体中时就一直处于摇晃状态，所以希望出生以后仍能继续这种状态。从胎儿发育的规律来看，脑部发育最早的是脑干前庭系统，这是一种调整姿势和位置的感觉器官。在母亲的子宫里，胎儿浮在羊水中，母亲的起卧走动等体位的变化，都是一种摇晃的刺激，这种刺激不断地被胎儿感知，并向脑干前庭系统发出强烈的信号，并因此而促进大脑的发育。当胎儿出生后，接受摇晃的刺激信号突然消失，自然就会产生再次被摇晃的需求，比如被母亲抱起，或翻身等体位改变等。如果能放在摇篮里或者抱在怀中摇晃则更好，这种规律性的摇晃动作更能满足宝宝的欲求，使之情绪更佳。

除了这种心理上的满足感外，摇晃更有价值的是对孩子脑发育的强大激发作用。有研究显示，经常接受摇晃的宝宝，大脑的发育速度更快，所以把摇篮誉为孩子聪明才智的"加速器"一点儿也不为过。

### 摇篮结实又舒适，宝宝才安全

摇篮不但舒适而且还很实用，并且和那些占用空间比较大的儿童床比起来，很多新生宝宝更喜欢小巧而又精致的摇篮。

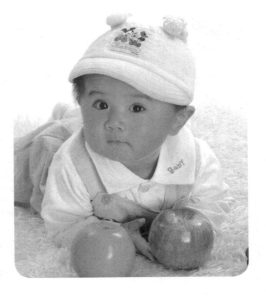

摇篮上还设有可以手提的带子，这样就可以在需要的时候不用费劲就能把摇篮从一个房间搬到另一个房间，并总能保证宝宝在视野范围以内。因为妈妈可以把摇篮放在自己的床边，所以在晚上哄宝宝睡觉、喂奶时都会感到很方便。

可是，并非所有的宝宝都喜欢睡在摇篮里，有些宝宝喜欢比较小的空间，可有些却好像很讨厌。如果宝宝的胳膊能碰到摇篮边沿的话，就说明摇篮开始拘束他了，这样会让他感觉不舒服。

怎么挑选摇篮呢？好的摇篮应当是既结实又让宝宝感觉很舒适的。

通常在摇篮边沿上都有漂亮的带荷叶边的布帘，还有小垫子和床单。垫子一定要舒服。假如有可能的话，还可以买一个支架，这样可以把摇篮放在你希望摆放的合适的地方，使宝宝远离危险。支架一定要保证非常坚固，摇篮放在上面一定要安全、牢固。

一般来说，摇篮只适合体重不超过6～7千克的宝宝使用。不过，宝宝一旦开始翻身，或是个子长得比较快，那就需要把他挪到小床上去了。

最后，需要注意的是，用摇篮摇晃宝宝时幅度不要太大，晃动也不要激烈，否则对宝宝是有害的。因为宝宝的身体发育还不完善，各种器官都很娇嫩，尤其是脑组织，在激烈的摇晃中，有可能会造成脑震荡（家长抱着宝宝摇晃，都可能造成轻度脑震荡），内脏器官也会出现损伤。当然这些都是暂时看不见的。所以在摇晃摇篮时，动作要轻且舒缓，让宝宝在平和的节奏中产生睡意，安静入睡。

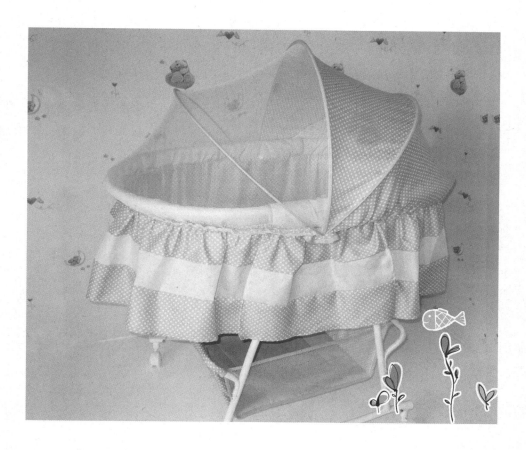

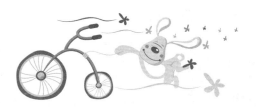

 ## 与宝宝同睡还是让宝宝单独睡

宝宝出生后,是让宝宝单独睡,还是跟爸爸妈妈一起睡,这是很多年轻父母会考虑的事情。提前让宝宝独睡,有利于今后培养宝宝长期独睡的习惯,但照顾起宝宝却不太方便。那么,宝宝与父母同睡又有何利弊呢?

和宝宝同睡的方式能增进父母与宝宝之间的感情,很多父母都发现这种睡法有很多收获:对于有些父母而言,晚上和宝宝睡在一起能减少担忧,并且在夜间喂奶也会比较方便,还能使父母和孩子之间的联系非常紧密,对彼

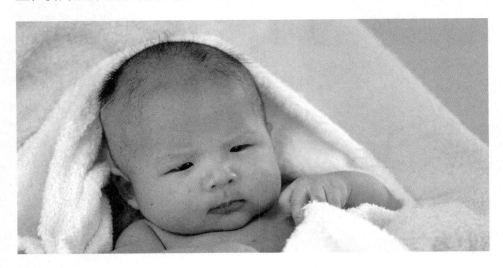

此的细微变化很敏感。

然而，采取与宝宝同睡的方式也有很多弊端：处于哺乳期的母亲都比较疲累，晚上一旦睡熟就有可能会压着孩子，引起宝宝口鼻窒息。由于担心会压着宝宝，所以大人无法进行正常睡眠。并且成人熟睡时呼出的二氧化碳会影响孩子周围的空气，导致氧气不够充足，对孩子呼吸不利。

从长远的角度来看，总是和宝宝睡在一起还会影响夫妻之间的亲密接触，进而影响夫妻感情。

所以，如果父母选择和宝宝睡在一起，那一定要注意以下事项，只有这样，才能避免宝宝出现危险：

首先，如果床比较狭小，就不要和宝宝共用一张床，否则宝宝可能会被挤着或是掉下去。可以在床边放一张宝宝床（像一边床缘可以活动的宝宝床就非常好）。这样的话，宝宝的小床就和你的大床形成了一个整体。

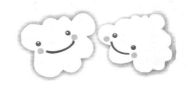

 ## 保障宝宝睡眠安全的注意事项

新生宝宝其实是非常脆弱的，一丁点儿的不留神都有可能会伤到宝宝，其中就包括睡觉，所以千万不能松懈对宝宝的照料，保证让宝宝有个安全睡眠。那么，当宝宝在睡觉时，父母们应当注意哪些事项呢？

1. 对于新生宝宝来说，无论何时都要注意不要让其持俯卧的姿势，即使是小睡时，俯卧姿势是不安全的姿势，有导致宝宝猝死综合征发生的危险。

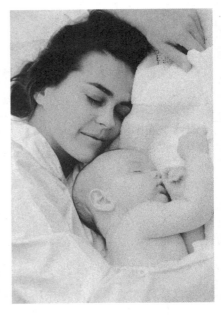

2. 当宝宝睡觉时，不要在床上放塑料袋类的东西，以防套在宝宝的头上，遮住口鼻而造成窒息。不要把各种软的玩具放在宝宝床上，不要在宝宝的脸上、头上覆盖任何物品，也不要让毯子、被子等盖住宝宝的嘴和鼻子。你可以给宝宝穿上睡袋，要是给宝宝盖毯子或被子的话，宝宝的脚最好是在床的底部，这一点非常关键，能防止宝宝滑入被子里引起窒息。而且床单、毯子和被子边要塞进床垫里，注意不能高过宝宝的胸部，让宝宝的头一直露在被子外面。在比较暖和的天气里，床上不能垫得太厚。

3. 在宝宝睡眠时要保持适宜的温暖，房间温度在18℃～25℃是最理想的。不要太热，否则会影响宝宝，因为他还不能调节自己的体温，也不要给宝宝覆盖过多的衣物。检查宝宝是否太热的最好办法是，摸摸他的小肚子或脖子后面是否出汗。

在寒冷的季节时，宝宝可能会睡得不安稳。为了使宝宝暖和而睡得踏实些，有的妈妈给宝宝直接使用电热毯取暖。这是非常危险的，应绝对禁止。如果一定要用电热毯，那么也应该在宝宝临睡前进行通电预热，待宝宝上床后便要及时切断电源。此外，也不要使用热水袋，以免烫着宝宝。

4. 过于干燥的空气会使宝宝呼吸道黏膜变干、抵抗力低下，也可发生呼吸道感染，故需注意保持室内一定的湿度。宝宝居住的环境，湿度宜在50%～60%为佳。加湿方法，如有空气加湿器更好，冬季时也可在暖气片上放些干净的湿毛巾，夏季时地面上洒些清水。应注意新生宝宝不宜使用加湿器，会对其呼吸产生不限影响，且易引发湿疹。

5. 父母平时用的东西，像喝水的杯子等日常用品，要摆放在远离宝宝床的位置。不要让宝宝睡在靠近暖气的地方，也不要睡在靠近窗户、百叶窗的地方，不要让阳光直射到宝宝。宝宝睡觉的床要远离家中的宠物。宝宝睡觉的地方不要放置电器。

6. 随着身体的不断发育，宝宝的自由运动能力开始发展了，他能够抓住附近的东西，比如线头或者父母的头发。可别小看了这些东西，如果缠住手指头会造成手指缺血、手指肿胀青紫，严重的话，可能导致手指坏死。所以平时要注意检查衣服上的线头，让电线、窗帘绳子、帽子上的带子、带绳子的玩具都远离宝宝睡觉的地方，也不要给宝宝戴手套。

7. 当宝宝会翻身后，运动能力就会增强，这时易发生坠床。一旦发生，不要过于惊慌。不要心急火燎地将宝宝从地上抱起，动作也不要过猛，以免

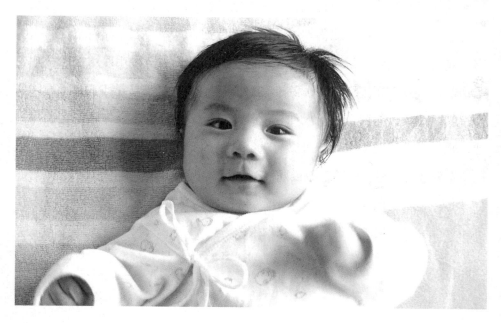

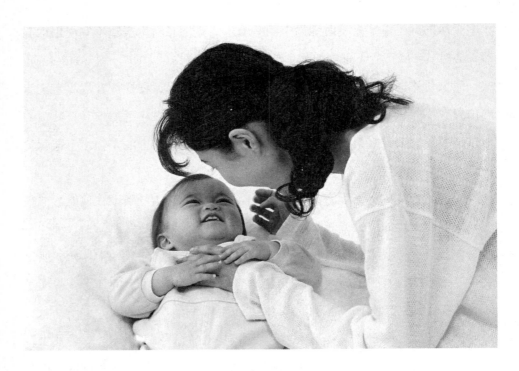

导致其他不必要的伤害。首先，检查宝宝是否有意识，有没有受伤，若意识不清，宝宝不哭，那可能伤到了脑，情况严重，必须马上送医院治疗；当手脚不愿动，一碰就疼得哭出来时，检查是否骨折或脱臼，用冷水或冰块敷于受伤部位，然后将宝宝送到医院进行检查。如果摔到颈或背部，应将身体保持平躺不动，拨打紧急电话。如果没什么事也不要让宝宝立即睡觉，先逗逗他，转移一下他的注意力，观察有没有后续的变化。为了防止宝宝坠床，小床一定要设有护栏，床的下面最好铺上一层软垫。

总之，宝宝的每一步成长都是父母仔细呵护的结果，所以每个小细节都不能忽视，对宝宝的照料一定要细致入微。

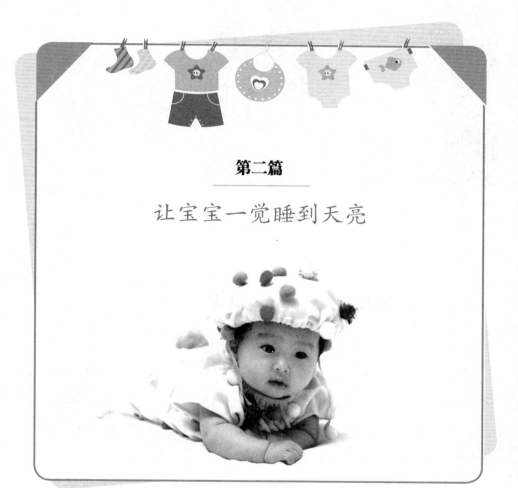

# 第二篇

## 让宝宝一觉睡到天亮

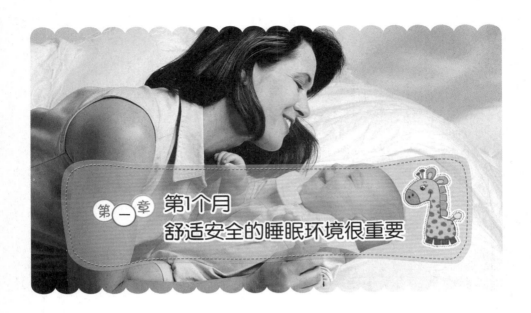

第一章 第1个月
舒适安全的睡眠环境很重要

 **新生宝宝前几周的睡眠特点**

经过了怀胎十月，小宝宝现在终于降生了，可是他能做的好像只有睡觉。但是，你要知道，他这样做完全属于自然反应。宝宝有充足的睡眠，才能够保证各组织器官的发育和成熟。如果宝宝没有充足的睡眠，对脑组织的成熟及各器官的生长发育则是不利的。

新生儿睡眠是人一生中睡眠时间最多的时期，出生以后他会醒来几个小时，随后就会睡上一觉儿，每天要睡18～20个小时，约占一天的70%。这种情况非常正常，属于典型的新生宝宝反应。

在第一周内，所有的宝宝都是很难"读懂"的。宝宝的多数活动，如喂

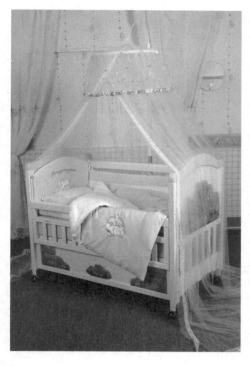

食、换尿布、抚慰入睡等都是没有什么时间规律的。不要期望有一个作息规律的宝宝，因为宝宝对喂食、爱抚及睡觉的需求是不稳定且不可预期的。当宝宝需要进食的时候就喂他奶；当他需要换尿布的时候就换；当他需要睡眠的时候允许他睡觉。

　　这里所说的"允许他睡觉"是什么意思呢？如果你的宝宝在平稳安静的地方睡得好就尽力给他提供这样的地方。在这个年龄段，许多宝宝似乎可以在任何地方睡着，因此携带方便。如果你的宝宝喜欢这样，那你很幸运；如果他在晚上睡的时间长，那你就更幸运了。多数宝宝在晚上睡的时间并不长。

　　研究表明，几周大的宝宝一次能睡的最长时间大约只有2～3个小时，且可能是在白天或者夜间的任何时刻，是昼夜不分的。极度缠人的宝宝甚至可能连这样长度的单次睡眠都没有，早熟的宝宝的睡眠时间可能更长。

　　有的家长或许会问：宝宝睡眠的时间长，如果他生病了，怎么能知道呢？这就需要仔细观察宝宝的生活规律，然后按照平时的规律，看看宝宝饿了吃奶时是否醒来，醒来时精神如何，如果宝宝能吃能睡就没有关系，否则该醒不醒，吃奶又不好，那就要考虑宝宝是不是生病了，需要进行认真检查。

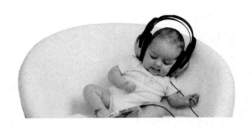

## 宝宝睡眠方位要合理

　　宝宝刚一出生，就对光和声音的刺激有反应。如果不注意宝宝睡眠时的方位，就会影响其生长发育，甚至使其出现生理功能和形态结构的异常。

　　如果宝宝睡眠时两侧光线明暗不等，或者睡觉时一侧经常有较大的响声，这些都会引起不良后果：出生2～3周的宝宝就能两眼凝视光源，并且能追随物体，随着光或声音的出现转动头部，并且会常面向光亮或声响一侧而卧，久而久之骨缝尚未完全闭合的颅骨就会出现畸形。再加上同侧胸锁乳突肌持续性收缩，又可能导致后天性斜颈。宝宝经常向着光线强或声音响的一侧注视或转头，可能出现斜视。并且由于一侧光线比较强，宝宝会出现生理性保护反应，表现为光线强的一侧眼睑经常眯起，瞳孔缩小。时间久了，可使一侧眼睑下垂和双侧瞳孔调节功能不协调，因而出现双侧眼裂不等，甚至视力障碍。

　　因此，宝宝的睡眠方位一定要注意科学、合理。可以把宝宝的头部或脚部朝着光线较强或有响声的一方，这样即使有了响声以及光亮刺激，宝宝也不需要转动头部和过度转动眼球，从而能避免不良影响。

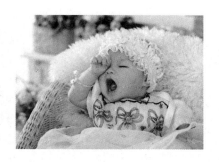

## 新生宝宝最适合的睡姿

宝宝的头型与枕头无关，与宝宝的睡姿有关。刚出生的宝宝，头颅骨尚未完全骨化，各个骨片之间仍有成长空隙，直到小宝宝囟门闭合前，头部都有相当的可塑性。

所以妈妈要注意，千万不要让宝宝只习惯某一种睡姿，这样，宝宝头部某一方位的骨片由于长期承受整个头部重量的压力，其生长的形状必然会受影响，容易把头型睡偏。所以，妈妈应该经常给宝宝更换睡眠姿势，保证宝宝头部正常发育，睡出漂亮的头型。

### 趴睡

在西方国家，小儿科医师都会告诉家长，不要让宝宝趴睡。因为趴睡导致宝宝猝死的概率比较高。虽然睡姿本身并不是宝宝猝死症的必要条件，但还是有某种程度的关联。由于这个时期的宝宝还不能抬头、转头、翻身，尚无保护自己的能力，因此，俯卧睡觉容易发生意外窒息。

另外，俯卧睡觉会压迫内脏，不利于宝宝的生长发育。

### 侧睡

如果爸爸和妈妈很在乎宝宝的头型好不好看，建议可以试着让宝宝侧睡。一般来说，宝宝自己很难会侧着睡，可以在宝宝背部放一个枕头，帮助撑住其背部，来维持侧睡的姿势。当宝宝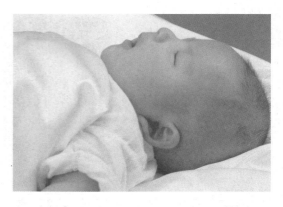侧睡的时候，应该把手放在前面。这样的话，即使翻身，也是翻成仰睡的姿势，而不会变成趴睡。

需要妈妈注意的是，由于新生宝宝的胃呈水平位，胃的入口贲门肌肉松弛，而出口幽门肌肉较紧张，当宝宝吃奶后容易溢奶，严重的可以将溢出的奶汁吸入气管中而发生窒息。因此，在喂奶后，可让宝宝右侧卧。

### 仰睡

宝宝采取仰卧睡觉姿势可使全身肌肉放松，对宝宝的内脏，如心脏、胃肠道和膀胱的压迫最少。

从小就习惯仰睡的宝宝，头型通常会比较扁。很多父母担心宝宝会睡成"大扁头"，所以急于改变宝宝的睡姿习惯。医师建议，如果想要改变宝宝的头型，可以从侧睡开始慢慢改变宝宝的睡姿习惯。

最后，妈妈还需注意，宝宝满月后，就有足够的力量移动头部，所以妈妈必须经常关注和看护好睡眠中的宝宝，避免出现异物遮住宝宝口鼻等情况。

 **睡眠与哺乳的时间安排**

从生理角度看，宝宝的胃每3～4小时左右会排空一次。从理论上讲，母乳喂养是按需哺乳，没有严格的时间限制。但是，如果宝宝睡觉时间较长，应该唤醒宝宝，可以采取以下方法：给宝宝换尿布、触摸宝宝的四肢、手心和脚心，轻揉其耳垂，将宝宝唤醒。

如果上述方法无效，可采用另一种方法，母亲用一只手拖住宝宝的头和颈部，另一只手拖住宝宝的腰部和臀部，将宝宝水平抱起，放在胸前，轻轻地晃动数次，宝宝便会睁开双眼，宝宝清醒后，母亲即可给宝宝哺乳。混合喂养或人工喂养的宝宝，也应注意规律喂养。

倘若所有的努力都没有成功，则可以让宝宝再多睡一小会儿，然后再继续试。不过，需要注意的是，因为有的时候睡眠时间过长而影响吃奶的现象会对宝宝的健康造成威胁。如果对此你感到特别担心，可以去向保健专家咨询。

随着宝宝日龄的增长，每个宝宝有各自不同的性格特点，会逐渐形成自己的饮食规律，有些宝宝很自然地会延长夜间吃奶间隔。家长应认真观察宝宝，如果宝宝对刺激反应差，不哭不闹，精神萎靡，面色发暗或苍白、四肢

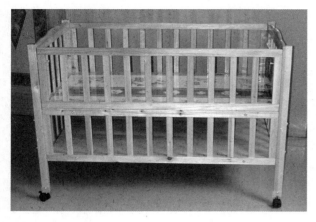

发凉，呼吸急促或忽快忽慢不规律，这说明宝宝很可能患有某些疾病，应该及时去医院就诊。如果宝宝呼吸规律、平稳，精神好，面色红润，则可不必担心。这种宝宝属于安静型，其特点是睡眠多，不爱哭闹，对外界刺激的反应小，有时没有主动吃奶的要求。

值得注意的是，如果喂奶间隔时间太长，会发生血糖下降，造成营养不良，所以母亲首先要了解宝宝到底需要吃多少奶。由母亲自己掌握哺乳的次数和量，是最科学的喂养方法。母亲对自己的孩子最为了解，她们往往根据自己的观察来给孩子喂奶。不过，在孩子刚出生不久，妈妈们应注意以下问题：

第一，孩子哭啼不一定是饥饿，要看看是不是尿布湿了，有没有身体的不舒服，比如说皮肤上面长了东西、肚子疼痛或鼻子不通气，等等。

第二，宝宝吃奶次数过多时应注意是不是宝宝吸吮的姿势不对，吃不到足够的乳汁？每次吃奶的时间过短，孩子没有吃饱？

第三，宝宝老是睡觉时要注意孩子是不是生病了？如果孩子不睁眼仍可吸奶，就要坚持给孩子喂奶，这种闭着眼睛仍吃奶的情况见于一些性格比较安静的孩子，不是病状。

总之，要给孩子多吸吮，并且多多观察，妈妈很快就会学会按需喂养宝宝了。一般说来，母亲和孩子经过2～3周的磨合，就会相当默契，并逐渐形成规律。

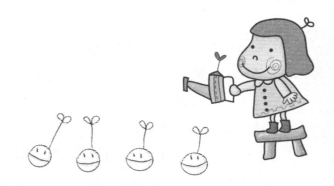

 ## 如何安抚睡前爱哭闹的宝宝

在宝宝不会说话之前，哭就是他的语言，啼哭是表达自己需求与情感的一种方式，也是他和外界进行沟通的唯一方式。

宝宝会用哭的方式来告诉你他的需要。刚开始的时候，或许你没法区分宝宝哭声所表达的不同含义，可是随着对他的了解越来越多，你就会很容易弄明白他哭是想要干什么了。

有些专家认为宝宝在睡前哭闹是消耗能量的一种方法。无论是出于什么样的原因，宝宝在睡前哭闹都是一种常见行为，最好的办法就是哄哄宝宝，让他放松并学会自己平静地入睡。

下面就介绍一些能帮助新生宝宝入睡的小方法：

### 静静地运动

当宝宝还在妈妈肚子里时，妈妈每天都要忙各种各样的事情，宝宝已经习惯了那种动来动去的感觉。当出生以后，离开了妈妈的身体，运动对他来说仍然起着作用。轻轻摇动或是轻轻拍拍宝宝的背部，这些动作对刚出生几周的宝宝而言，都会让他感觉特别舒服，入睡时也一样。不过等宝宝几个月时，你最好还是要教宝宝学会自己静静地入睡。但对于出生不久的宝宝来说，他非常需要你。

### 舒缓的音乐和妈妈的吟唱

当宝宝在妈妈肚子里的时候，就已经习惯听妈妈体内平缓的心跳声、胃里的汩汩声以及妈妈那低缓的语调声。当宝宝出生以后，如果身边没有一点儿声音，那么他入睡就会比较困难。所以，他会比较喜欢听你轻轻地跟他说话，或是给他吟唱一些摇篮曲、舒缓的儿歌等。

你还可以去市面上买专门的宝宝睡眠音乐，那样也能够帮助他更好地入眠。

### 让宝宝吃饱

在睡觉之前，要尽量让宝宝的最后一餐吃饱。如果宝宝还没有吃饱就打瞌睡了，那就换个姿势，想方设法把他弄醒，让他把奶吃光。否则，宝宝会很快醒来找奶吃。

### 让宝宝有安全感

由于宝宝习惯于蜷缩在一个很狭小的空间里，所以宝宝床对他而言太大，可能让他觉得不安全。如果宝宝躺在床中看上去很不舒服的话，摇床或者摇篮会更合适一些，因为它的大小和宝宝曾经待过的妈妈的子宫更加接近。

### 让宝宝嗅到母体的气味

宝宝的嗅觉特别灵敏。他能闻出妈妈身上与众不同的气味，一旦他闻到这种气味就能安心。所以，妈妈可以把一块小毛巾或小手帕之类的东西塞进自己的衣服里放一会儿，然后再把它放到摇篮或摇床里。

## 宝宝睡觉不要捆绑

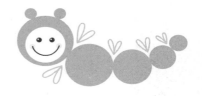

　　由于孩子出生以前在母体里时，屈腿坐着的姿势比较多，所以孩子出生后腿都呈O形。而以前的老人们则说把孩子绑上睡觉就会让孩子的腿恢复成直的。所以在我国民间有一个传统习惯，就是在孩子睡觉的时候，要用布带把孩子的两腿拉直捆好，人们认为只有这样孩子才不会长成罗圈腿。然后再把两臂贴在身体两侧固定起来，认为这样做孩子才会睡得香甜，不会受到惊吓，于是就用带子把孩子上下捆紧。其实，这种做法会限制孩子在睡觉时的自如动作，而固定的姿势则会使身体上的肌肉处于紧张状态。

　　事实上，罗圈腿是佝偻病的症状，不是捆绑可以预防的。因此，孩子在睡觉的时候，四肢都应当处于自然放松状态。睡眠中四肢活动是自然生理状态，不是受惊吓的结果。所以孩子在睡觉的时候，可根据气温的情况，选择厚薄合适的被子。

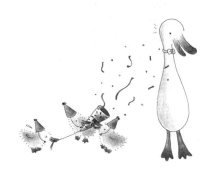

 ## 包襁褓能让宝宝更有安全感

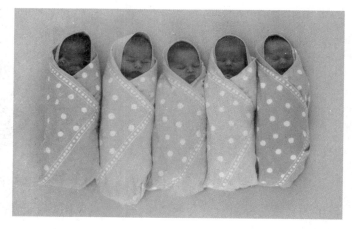

由于宝宝还不会完全控制自己的手脚，往往会因为身体痉挛或一些突发的声音，而产生惊吓等反射动作，并且容易从睡梦中惊醒。所以如果用一个布单将他包裹起来，可以让宝宝重温在母体内的安全感，慢慢适应外界环境，同时也能帮助宝宝保持体温。但是，需要注意的是，这种方法更适用于新生宝宝。当宝宝开始四处活动，他可能会将布单弄得乱糟糟的，并觉得襁褓限制了自己的活动，甚至可能被激怒，所以等宝宝开始想探索外界后，此时他也不太容易受惊吓，就可以让他脱离襁褓。

此外，襁褓还是替代搂抱宝宝的一种很好的方法，但并不是所有的宝宝都喜欢，父母应尊重孩子的感受。

那么怎样包裹宝宝呢？

第一步，把布单一角内折，让宝宝躺在上面。把宝宝的头部安放在布单的对折处。

第二步，把布单的一边拉起，盖在宝宝身上，把多余部分平展地掖在宝宝腋下。

第三步，用同样的方法把布单的另一边拉起盖好，包裹住宝宝手臂。

第四步，把布单的下角折叠好盖住宝宝的脚。

第五步，检查一下是否包好，注意不能过紧，且宝宝的脸和头部都要露出来，而且一定要让宝宝仰卧，不要在头上盖东西。

最后，需要注意的是，如果房间温度较高，就不要给宝宝包襁褓了，因为那样的话会太热，而太热是导致新生宝宝猝死的一个重要原因。

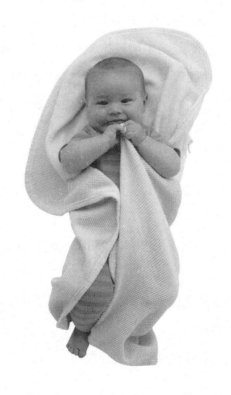

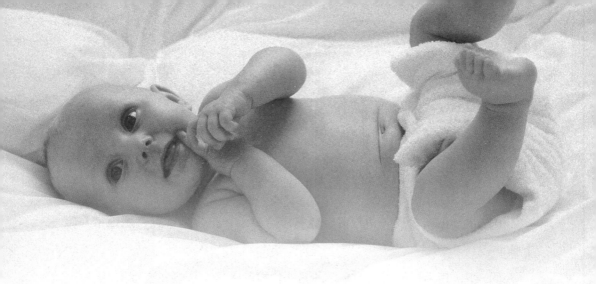

 **正确使用安抚奶嘴**

也许你会发现一点，有的时候，宝宝明明根本就不饿，可是却哭得很厉害，此时你如果把干净的手指放到宝宝的嘴边，他就会吸吮个不停。在这种情况下，给宝宝使用安抚奶嘴确实是有好处的。

但是你一定要注意的是，不能让宝宝养成依赖奶嘴的习惯，否则一旦他过分依赖奶嘴后，只能吮吸着才能睡觉，这样会对宝宝的睡眠产生非常不利的影响。下面就分别说说安抚奶嘴的优缺点及安全使用方法。

**安抚奶嘴的优点**

1. 安抚奶嘴能起到安抚作用，有节奏的吸吮能帮助宝宝平静地进入睡眠状态。

2. 如果宝宝一直含着安抚奶嘴睡觉的话，就算有响动，他在浅度睡眠状态中都不容易被吵醒。

3. 可减少喜欢吸吮奶头的宝宝不必要的喂奶。

4. 可以缓解宝宝腹痛。

5. 在宝宝长牙期间会让他感觉更加舒服些。

**安抚奶嘴的缺点**

1. 宝宝可能会对安抚奶嘴形成依赖心理，若想限制奶嘴的使用则会很难。

2. 如果宝宝睡觉依赖安抚奶嘴，一旦安抚奶嘴掉下来，宝宝就会惊醒而哭闹，而要想宝宝有完整的睡眠，就要不停地把奶嘴重新放回到他的嘴里。

3. 安抚奶嘴会妨碍宝宝发出声音，还有可能会影响宝宝以后用嘴玩玩具（这是宝宝成长过程中的一个重要组成部分）。

4. 使用安抚奶嘴可能会导致宝宝将来的牙齿畸形。

5. 使用奶嘴会增加肠胃或者其他部位受感染的危险。

6. 过度使用奶嘴会延迟孩子语言的发展。

**安抚奶嘴的安全用法**

1. 不要把奶嘴浸泡在含有糖分的溶液里，以免腐蚀宝宝的牙齿。

2. 要使用那种能防止牙齿出现畸形的奶嘴，尽可能地减少影响孩子牙齿外凸的可能性。

3. 奶嘴要保持清洁，不要有裂纹和破损。

4. 不要为了防止奶嘴从宝宝口中脱落而用带子系住奶嘴。

5. 过小的宝宝不能用奶嘴替代哺乳。

6. 要尽量让宝宝在夜间使用奶嘴，因为在白天过度使用会妨碍宝宝的语言发展。

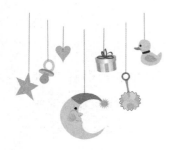

 **怎样看懂宝宝睡醒后的表情语言**

宝宝睡醒时，常会出现各种不同的表情及异常表现，不同的表情往往代表着不同的含义，有的甚至是某种疾病或身体异常的反应，许多妈妈对此感到无所适从，以致错过不少应对处理的最佳时机。那么，妈妈该怎样看懂宝宝睡醒后的各种表情语言呢？

### "我没睡醒"

宝宝正常睡眠时身体和脸部都很松弛，除了偶尔出现细微的动作外几乎没什么活动，呼吸均匀，所以妈妈要把光线调暗一些，保持室内的安静，这样可以让他得到充分休息。如果到了喂奶或者把尿的时间他还没有醒，也不要拍醒他，等待他自然醒来最好。

有时宝宝会把两眼微微睁开，动动手和脚，偶尔皱皱眉，这时不要以为他已经睡醒了，就急不可待地给他喂奶、换尿布。结果却发现他不喜欢，还会哭闹，原来这时他还没有完全睡醒，仍在睡眠中，只是呈现出快醒的征兆而已。

**"我饿了"**

宝宝睡醒后，如果哭闹得厉害，就算抱哄也不能止哭，并且张合嘴唇作出吞咽动作，大多为口渴或者饿了，应该马上给以哺乳。

因饥饿而醒来，是出生头几个月宝宝最常见的睡醒原因。从出生到6个月的宝宝，每次睡眠的时间大约为5~6小时。宝宝时睡时醒，没有规律可循，睡醒便吃，吃后稍停便睡。

新生宝宝胃容量小，每次吃奶不多，两次喂奶的时间间隔较短，容易出现因饥饿哭吵而醒的情况。只要妈妈及时喂哺，宝宝很快就可以进入梦乡。

**"我要尿尿"**

宝宝躺在小床上，皱着小眉头哭，还翻来覆去睡不安稳，这多半是宝宝要尿尿了。如果发现宝宝四肢有力地乱踢，常常是告诉你他要尿床了或是要拉便便了。

吃母乳的宝宝大便呈弱酸性，吃牛奶的宝宝则呈弱碱性；吃母乳的宝宝大便会稍微稀一点儿，吃牛奶的宝宝则会干一些。需要注意的是，无论是何种排泄物都对宝宝的皮肤有刺激性，如果不及时更换尿布，娇嫩的皮肤就会充血、发红或出现尿布疹。所以妈妈一定要及时给宝宝清洗，这样宝宝才可能睡得更香。

**"我要找妈妈"**

当宝宝感觉到妈妈没在身边时，也会醒来，并用哭的方式来吸引你的注意。因为宝宝最希望醒来时能看到妈妈的脸。所以此时，你只要把宝宝抱起来安慰一下，并跟他说说贴心话，给他一个拥抱和亲吻，让宝宝感受到你浓浓的爱，哭声就会停止了。

**"我好热"**

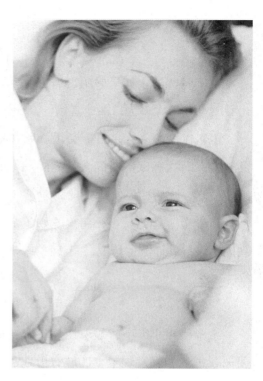

宝宝睡醒时，如果浑身大汗，尤其是头部湿漉漉的，也许是你给他盖得太多，把他给热醒了。很多妈妈怕宝宝着凉，老是给他盖很厚的被子。其实，宝宝凉一点儿没有关系，太热会令他不舒服，也容易生病。宝宝自身散热能力差，常会因感到热而醒来。此时，只要及时为他擦去汗水，并更换内衣，很快他就会安稳下来。

**"我害怕"**

宝宝在睡眠中或者一觉醒来，突然尖叫或全身颤跳，继而大哭，面色发白，则多为受到惊吓所致。这时妈妈要马上抱起宝宝，用脸触摸他并轻轻晃拍全身柔声地安抚，使其尽快从惊吓环境回到妈妈安全的怀抱中来。

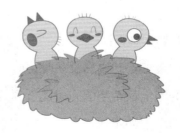

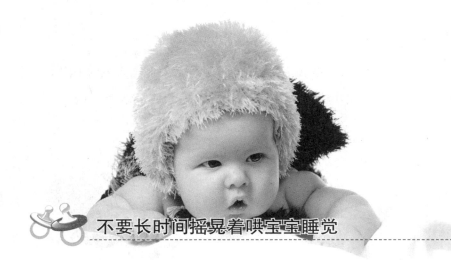

## 不要长时间摇晃着哄宝宝睡觉

　　遇到宝宝哭闹，摇一摇、晃一晃直到宝宝睡着，是很多家长惯用的方法。如果这种方法摇晃的幅度较小，并且有一定的规律性，能给宝宝带来比较舒适的感觉，短时间地摇晃宝宝入睡，有利于宝宝的生长发育，还能提高宝宝的平衡能力。然而，家长们需要注意的是，不能长时间地过度摇晃宝宝，否则会给宝宝带来很大的伤害。

　　由于宝宝的头比较大，而颈部却比较柔软，当摇晃宝宝的时候，宝宝柔软的脖子很难给脑袋以支撑，达到缓冲的作用，所以很容易受伤。此外，由于宝宝的脑部发育尚未稳固，因此过度摇晃宝宝的动作，会使其脑部组织在撞向头骨时，造成内伤，如血管撕破爆裂，脑神经纤维受损，致使宝宝头痛、头晕、失忆等，轻则导致宝宝经常哭闹、不肯吃奶、视网膜充血，重则造成宝宝昏迷、呼吸困难，甚至引起脑部大出血，导致宝宝瘫痪甚至死亡。因此，家长们在摇晃宝宝的时候一定要小心谨慎才是。

　　也许有的家长会问，使用摇篮或者推拉车哄宝宝入睡可以吗？答案是，轻轻地摇晃摇篮或轻缓地推动宝宝车是可以的，但是速度一定不要过快，因为如果速度太快，带来的惯性同样会伤到宝宝的头部，甚至会造成轻微脑震荡，影响宝宝的智力发育。

此外，当宝宝吃饱以后，摇晃宝宝入睡时奶水很容易呛入宝宝的肺泡中，肺组织会很快出现炎症，造成吸入性肺炎，对此，家长也一定要注意才行。

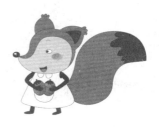

 ## 宝宝哭不停，小心肠痉挛

当父母在育儿的过程中，碰到了宝宝哭闹程度很严重，无论怎么哄都无济于事时，就要小心了，宝宝也许得了肠痉挛。

关于肠痉挛的经典定义就是"每天哭闹3小时以上，每周出现3次以上"。这个定义对医生确诊新生儿肠痉挛很有帮助，但在实际生活当中，有些宝宝哭闹的时间虽然少于3个小时，但他们的喊叫却剧烈而响亮。这些宝宝的情况也属于肠痉挛。另一些宝宝虽然有很多的时候都处于程度较低

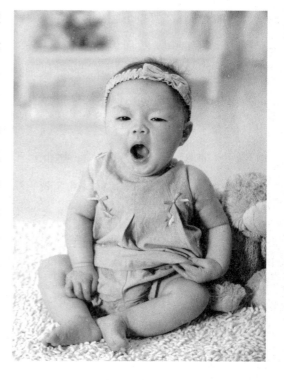

的不安之中，但那并不会引起爸爸妈妈过多的担忧，通常这些宝宝并没有患上肠痉挛。

肠痉挛是儿童常见症状，尤其在婴儿期更为常见。主要是由于神经系统对肠蠕动调节功能不稳定、易兴奋，导致肠蠕动过强，发生肠痉挛。小宝宝发生肠痉挛的诱因有许多种，如机体对食物的过敏；寒冷、饥饿或消化不良、大便干燥；肠内气体过多，或因喂奶不当，吞咽大量气体等，都可引发肠痉挛。另外，一些研究显示，母乳喂养的宝宝发生肠痉挛与母亲饮用奶制品有关，食物过敏可能是肠痉挛发生的一个原因。

当宝宝出现肠痉挛后，父母可先通过冷静的观察，来根据宝宝哭闹的强度、持续时间、哭闹的伴随症状来为宝宝分级治疗。

如果宝宝只是一般的哭吵，父母可以用第一、第二级治疗方案；如果是严重肠痉挛者应采用第三级治疗。

一级治疗：宝宝哭闹与肠痉挛有关，但并不剧烈时。

妈妈对策：取暖、排气。给宝宝以抚慰，可直抱宝宝或使其仰卧于父母的膝上，喂给适量温开水。将双手搓热，用温暖的手掌轻轻按摩宝宝的腹部可起到缓解作用。之后让宝宝在保暖的条件下入睡，通常醒来后宝宝即可因排出体内的气体恢复正常。

二级治疗：宝宝经常发生肠痉挛，但每次都不剧烈时。

妈妈对策：首先要改变饮食。母乳喂养的母亲要避免食用牛奶、奶制品、鱼和蛋等容易导致宝宝机体过敏的食物；人工喂养的宝宝可以根据医生建议调整配方奶粉，改善宝宝因消化不良造成的肠痉挛。

其次要控制宝宝的食入量。宝宝每次喝奶不可过多、过急。宝宝的奶瓶可选用带有排气功能的奶嘴，且气孔不宜过大，避免宝宝喝奶喝水时吸入大量的气体。

三级治疗:宝宝起病急、症状比较严重,或不能确定是否为肠痉挛时。

妈妈对策:及时到医院就诊。如果为此种情况,家长一定要及时带宝宝到医院就诊,检查是否为肠套叠、肠梗阻、急性腹腺炎等其他腹痛性病症,千万不可随意给宝宝服药,掩盖病情,以免延误治疗,造成生命危险。

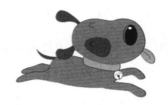

## 给宝宝洗澡,睡觉更舒心

在宝宝出生以后,应当给其养成每天晚上洗澡的习惯,这样对于提高睡眠质量非常有帮助。在睡觉之前给宝宝洗澡,将会让宝宝知道白天即将结束,晚上睡觉的时间就要到了。

你可以试着将洗澡的过程营造成你和宝宝,甚至是全家人最为温馨的时刻。在给宝宝洗澡之前,你应当把家里的电视等关掉,且把电话设置成语音留言状态。因为这是你和宝宝的特别时刻,是爱抚宝宝的理想时机。这种亲密接触和关爱会使他感到快乐和满足,尤其在夜里哄他入睡时,他会感到十分惬意。

晚间,当宝宝情绪平稳后,就可以开始为宝宝洗澡了。此时室温要调节在25℃左右。首先把宝宝的身体打湿,用掌心轻轻揉搓至全身,力度不能太大,沐浴露可以隔天用一次,用清水冲干净后,取一块大毛巾将宝宝全身包住,擦干后,给宝宝穿上睡觉的衣服。整个过程要快,动作要轻柔。此外,

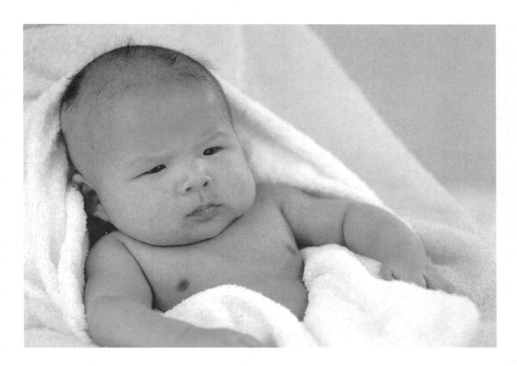

需要注意的是，在你把宝宝抱入卧室之前，要尽量把灯光调得柔和一些，保持房间的安静。

宝宝在洗澡的时候可能会喜欢泼水和嬉闹，身为家长的你对此不要介意，他只是在消耗其体内剩余的能量，这是一件好事，应当鼓励才对。

在有些家庭，每天是由爸爸负责给宝宝洗澡的，下班后回到家中给可爱的宝宝洗澡，这是一件多么令人心情愉悦的事情啊。它有助于培养父亲和宝宝之间的亲密关系。就算爸爸回家之后，宝宝仍然非常清醒和兴奋，那也没有关系，只要习惯了睡前程序，洗澡对睡眠是有很大帮助的。

如果你没法安排宝宝睡前洗澡，但你至少要洗洗宝宝的脸、手和屁股。宝宝还没有长出牙，可以用专用刷牙手指套或干净纱布给他刷刷牙床。在宝宝长牙后，可刷一刷他的牙。然后，给换好尿布换上睡衣。

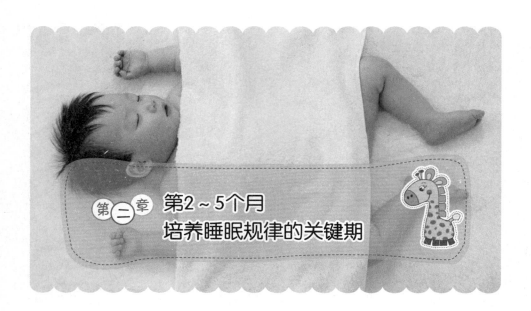

 宝宝6周了，应开始培养睡眠规律

　　宝宝刚出生的前几周，由于整天几乎都处于睡眠状态，可以说宝宝的睡眠和清醒根本就没有什么规律，所以这时你最好的办法就是"顺其自然"。

　　然而当宝宝到了6周时，你就会发现他的作息时间开始有规律了，这个时候你可以采用一些方法来帮助其养成好的睡眠习惯。如果你能早些做到这一点，那么你和宝宝就全都能够受益。

### 捕捉宝宝的睡前征兆

许多新生宝宝困乏时会出现烦躁的情绪，并以哭闹的形式发泄出来，以此告诉爸爸妈妈他要睡觉了。如果此时父母不理解他的意思，继续哄逗的话，孩子就会哭得越来越厉害。

当宝宝眼神迷离的时候，一般表明要睡觉了，而且这种情况大多出现在吃完奶后。如果爸爸妈妈在此时哄逗宝宝，会发现宝宝反应不那么灵敏，并且开始哭闹了，这可能是因为他累了困了。

当宝宝想睡觉时，还会出现许多小动作，比如揉眼睛、抓耳朵，或是盯着某一个地方不动。宝宝可能会不再注意其他东西或别的人，或是把自己的脸埋进你的怀里。这时，你可以把宝宝抱起来，轻轻摇晃，有节奏地拍拍他的小屁股哄他入睡。

### 教宝宝学会区分白天和黑夜

当宝宝在妈妈肚子里的时候，一天24小时全是黑夜。现在，他来到了一个新环境，这里有白天和黑夜的区别，他怎么可能一下子就适应了呢？所以，你要通过以下方法来教会宝宝区分白天和黑夜：

白天让宝宝在有光线的屋子里小睡，在这里，他可以听到白天的各种动静，以此来缩短白天多余的睡眠；晚上让他在昏暗、安静的房间里睡觉，不要让屋外的灯光照射进来。

将最后一次喂奶时间固定下来，比如定在晚上10点左右，即你自己准备入睡前。每天在这个时间叫醒宝宝喂奶。几天后，宝宝就会习惯在这个固定的时间里感到饥饿。

晚上喂奶时要保持安静，不要在半夜里对着宝宝说话或唱歌，把这些活动留在白天进行。

### 让宝宝学会按时睡眠

每个宝宝睡眠时间各不相同，这通常情况下取决于家庭的环境。重要的是要有足够的睡眠（当然包括午睡时间）。不一定要让宝宝睡得很早，但要准时。要让宝宝适应一种惯常的做法，比如睡前哼一支歌，讲一个故事，或放一段儿童歌曲等。有的宝宝临睡前会感到有些紧张焦虑，因为他们知道整个晚上就要同爸爸妈妈"分别"了。这时候，不要强化他的这种意识，也不妨稍稍陪他一会儿。

### 帮助宝宝学会自我平静

也许宝宝喜欢在摇摇晃晃中入睡，或是一边吃奶一边睡觉。刚开始的时候，应该尽可能地想尽一切办法来让宝宝安静入睡。

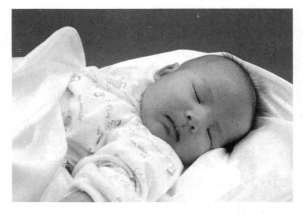

可是宝宝最终还是需要学会自己入睡。到了大约3个月的时候，宝宝就会慢慢意识到，你曾经使用过的技巧已经成为他整个入睡过程中的一部分，而且还开始对这些技巧产生了依赖性。因此，为了能让宝宝养成更健康的睡眠习惯，父母应当帮助宝宝学会自己入睡。

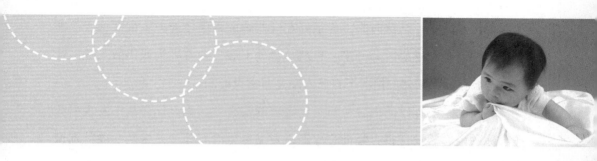

## 给宝宝制订睡前程序

越早帮助宝宝建立良好的睡眠习惯，越有利于宝宝的成长。当宝宝到了6～8周大时，就可以开始每天晚上都遵照一套固定的睡前程序了，这样宝宝很快就会习惯持续的、有规律的睡前常规了。

如果你的宝宝知道接下来该干什么，他会更放松。宝宝越放松，就越容易上床快速入睡。因此妈妈要尽可能地坚持这些睡前程序，即使你们没有在自己家里时也应该如此，这样能让宝宝即使到了不熟悉的环境中也能很快平静下来。

宝宝的睡前程序包括的内容是由你自己来决定的。通常包括给宝宝洗个澡、穿上睡衣、讲个故事、拥抱，或者还可以跟宝宝玩个安静的游戏。只要确保这些活动可以帮助宝宝平静下来，而不会让他变得更烦躁就行。另外，你完全可以从浴室或客厅开始引导宝宝准备睡觉，但最终一定要在宝宝睡觉的地方结束。很重要的一点是——要让宝宝知道他的房间是个很舒适的小窝，而不是到了睡觉时间就被父母"遗弃"了。如果你给宝宝掖好被子离开时，宝宝不高兴了，你可以告诉他，你一会儿就会回来看他的。十有八九，你回来的时候，他已经睡着了。

要注意的是，从这时起，你最好在开始睡前程序之前把宝宝喂饱。这能让宝宝把睡觉和吃奶区分开来，也就是说他不会再含着乳头或奶瓶入睡。让宝宝学会在无人陪伴的情况下自己入睡是非常重要的。

下面的睡前程序的内容，对一些宝宝确实有效。也许你会从中发现一些适合你的内容。要记得，睡前程序通常对父母也有好处——这是一段特别留出来让你们和宝宝共同度过的时间，同时，也是你们可以预先安排的。

### 让宝宝宣泄过剩精力

有时候，在晚上引导宝宝睡觉之前，让宝宝把积蓄的能量释放出来也是有好处的。所以，如果宝宝情绪好，可以让他玩一些消耗体力的游戏。只是要在这种剧烈活动之后，给宝宝安排些平静安详的活动，比如洗澡和睡前故事，可以作为宝宝睡觉前的第一个步骤。

### 给宝宝泡个澡

众多睡前程序中最受欢迎的一个内容就是洗澡了。坐在温暖的水里，能让宝宝感到平静，给宝宝暖身、洗净、擦干，是让他放松上床的好办法。洗澡也能让爸爸和宝宝在一起度过一段特别时光，尤其是母乳喂养的宝宝——妈妈给宝宝喂奶时，爸爸也插不上手。有一位妈妈说："每天晚上都是我丈夫给我们的宝宝洗澡，他从宝宝能在浴盆里洗澡的第一天开始

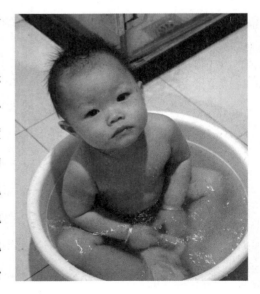

就这样做，宝宝和他爸爸都很享受这段亲密时光。"如果你的宝宝洗澡时过于兴奋，或者不喜欢洗澡，那么最好别把洗澡作为睡前程序的一部分；你可以安静地抱着宝宝一小会儿，或者给他讲个故事。

### 安排好睡前每件事

宝宝的睡前程序还可以包括给他洗脸洗手、给他擦拭牙床或刷牙、换尿布、换上睡衣。幼儿睡眠专家认为，在宝宝很小的时候，就开始培养刷牙尤其重要，这样宝宝就能养成习惯了。记住，每天晚上要在宝宝吃完最后一次奶之后给他刷牙。

### 玩个游戏

宝宝睡觉之前，在客厅或宝宝卧室的地板上跟他玩个安静的游戏，是你和宝宝共同度过一段睡前快乐时光的好方式。这个游戏可以是小范围的"躲猫猫"，也可以是任何宝宝喜欢的、不会让他过于兴奋的游戏。还有个好玩的游戏就是在宝宝上床前，在小家伙的床上藏点东西——一个玩具、一张明信片、一个有趣的小玩意儿，然后跟宝宝说说这个东西，让他去找。一定要记得，你离开之前，要把这个东西拿走。

### 调暗房间里的灯光

到该给宝宝换上睡衣时，你就可以把房间里的窗帘拉上，且调暗房间里的灯光，减少响动声，所有能分散宝宝精力的东西都要尽量挪开。

### 聊会儿天

临睡前是爸爸、妈妈跟宝宝交谈的好时机。不必非得等宝宝长大到能

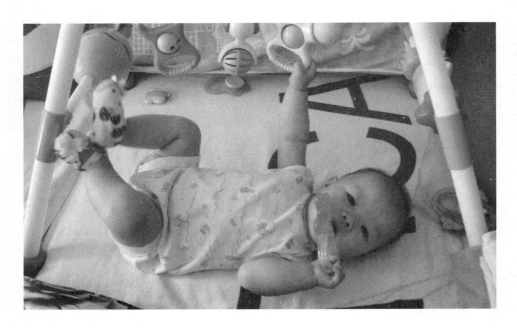

跟你叙述一天活动的时候，你只要简单帮宝宝回顾一下他一天的生活。有一位妈妈说："每天我儿子躺到床上以后，我或我的丈夫就会坐在宝宝床边的摇椅上，把灯关了，然后跟他说说他今天都做了什么。这能让宝宝放松下来。"这个妈妈的方法非常好。

### 读睡前故事

和洗澡一样受欢迎的另一个睡前程序是读睡前故事。这样你的宝宝就能从中学习到新的词汇。有研究显示，语言技巧甚至智商的发展，都取决于宝宝每天接触到的词汇量。另外，给宝宝读睡前故事，使得宝宝有时间跟你在一起，这样对宝宝也有很多好处。

### 给宝宝一个拥抱

在把宝宝放到床上之前，亲亲他，抱抱他，这会是你和宝宝一起结束一天活动的快乐方式。你可以把宝宝最喜欢的毛绒玩具或小毯子放在床上，这样宝宝也会觉得很踏实。

### 唱首歌

一直以来，唱摇篮曲都是让困倦的宝宝进入梦乡的好方法。宝宝乐意听他最喜欢的声音——你的声音，而且轻柔、平静的旋律能让他安静下来。

### 放点儿音乐

引导宝宝睡觉时，可以放一些摇篮曲、古典音乐或其他宝宝喜欢的音乐。在你离开后，也别马上关掉，这能帮助宝宝从清醒状态放松过渡到睡眠状态。音乐声能安抚宝宝，还能掩盖掉外边的噪音。但别让宝宝对音乐产生依赖，他还是得学着自己入睡。你要帮助宝宝建立良好的睡眠习惯，而不是依靠一些特殊的声音或其他花招。

### 跟宝宝说晚安

很多宝宝喜欢被抱着在房间里转转，跟他最喜欢的玩具、家人或其他东西道晚安。只要宝宝平静下来，你就可以离开他的房间。如果他哭闹的话，你可以稍等片刻看他能不能安静下来。如果实在不行，你可以重新回到床边，再跟宝宝说晚安，然后离开。

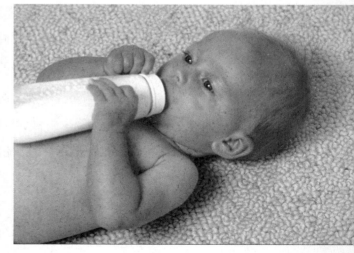

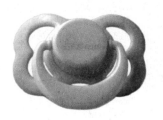

 ## 如何培养宝宝自己入睡的能力

我们已经知道宝宝的睡眠习惯养成其实是循序渐进的，宝宝到了一定的年龄，自然而然就需要进入到自行入睡的阶段。对你的宝宝而言，摇篮、吸吮母乳或奶瓶、乘宝宝车出游等都与睡觉无关。不管是白天或夜晚，你的孩子都能够自己入睡。那么究竟如何才能让宝宝顺利地学会自己入睡呢？

首先，帮助宝宝自己入睡的前提是，要在他醒着的时候就把他放上床。不要轻轻摇晃哄他入睡，也不能让他一边吃奶一边打瞌睡，要让他保持清醒状态。用轻柔的语调跟他说话或给他唱歌，摸摸宝宝的头或抱抱他。

刚开始时，不需要每次都非得让宝宝醒着上床。你可以在白天的时候做一次，找一个时间，最好是宝宝看起来很累的时候来试。渐渐地，自己入睡就会变成一个习惯。如果宝宝偶尔还是会在坐车、吃奶或在坐儿童车时睡着也没有关系。更重要的是，你的宝宝可以独自入睡，而且会越睡越好。

当宝宝昏昏欲睡、特别疲倦后，再让他仰卧在小床上。开始时，宝宝可能会因为这个动作而醒来并开始哭闹。但是你要慢慢地哄他，让他安静下来，轻轻地跟他说晚安，然后离开。

如果宝宝哭了，不要马上跑过去，要稍等几分钟。若宝宝不停地哭，你再走过去，摸摸他的头，但是一定不要把他抱起来。

等宝宝不哭了以后，再从他的房间里出去。如果你走出后宝宝又哭了，那就再稍等一会儿，这次的时间要比上次长一些，然后再和上次一样去看看他，哄哄他。可能你有时得重复好几次这样的过程，可是只要坚持下去，几个晚上过后，他就能够自己入睡了。有些宝宝入睡时，喜欢找一种宽松的感觉，比如吸吮手指头或安抚奶嘴，而有些宝宝则会喜欢摸软软的毛绒玩具或毯子。现在一般都建议给宝宝吮安抚奶嘴，因为奶嘴对帮助宝宝入睡是有效的。可是在宝宝入睡时，只能给一次，如果奶嘴一掉宝宝就哭，那就还是不要给他奶嘴比较好。

如果宝宝不是因为要吃奶，或是哪儿不舒服而在晚上醒来，你就可以重复采用以上步骤。然后等几分钟之后，再来安抚他，之后再离开他的房间。

相信你只要按照以上方法坚持下去，过不了多久，宝宝就能够自己独自入睡了。

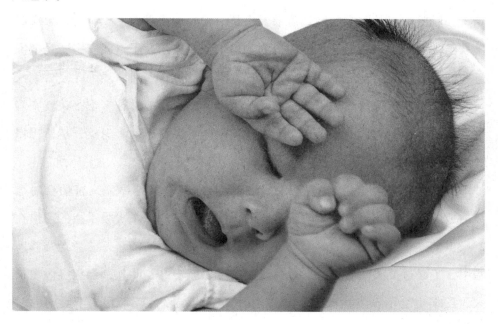

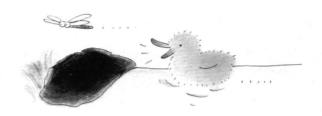

 **帮宝宝学会吮吸自己的手指**

学会吮吸自己的手指是一种重要的自我安抚的方式。

据研究发现，吮吸的动作能够让宝宝的心率变得更加平稳，而且还能提高宝宝的消化功能，这样能够使他快速恢复平静。其实在宝宝生下来的时候，手指上就有小茧子。原来是宝宝在妈妈肚子里的时候就已经偷偷吸吮手指了，吮吸不仅是宝宝的生理需求，也是一种心理需求。专家认为，宝宝吸吮自己的手指头事实上是正常的行为。这也让宝宝学会了自我安慰，是宝宝进步的一种表现，让自己不缺乏爱和安全感。

在宝宝情绪低落或烦躁的时候，吮吸自己的拇指能够让宝宝很快就安静下来。在半夜的时候，如果宝宝醒来，他就会吮吸自己的大拇指，然后慢慢让自己平静下来，再次睡去。

有些父母担心宝宝一旦养成了吮吸拇指的习惯戒不掉，又害怕会对牙齿造成畸形，因此不让宝宝吮吸自己的大拇指。事实上，吮吸手指的习惯在2～3岁前，不会造成牙齿畸形。只要保持宝宝的小手清洁，并注意经常修剪指甲，不必过分关注和提醒，过一段时间自然就会好。此外，当宝宝慢慢长大，习惯也会渐渐发生改变，当宝宝开始学会走路，或者到了学龄前的时候，就会慢慢掌握其他能够自我安抚的方法，而不会再吮吸大拇指了。

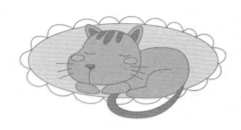

 **宝宝睡眠中出现的惊跳是惊厥吗**

宝宝是在睡眠中长大的，孩子年龄越小，需要的睡眠时间越长。睡眠时间长是宝宝时期的一个特点。睡眠是对大脑皮层的保护性抑制，在睡眠过程中，神经细胞得到能量的恢复与储备，同时内分泌系统释放生长激素，促进机体新陈代谢。

细心的家长不难发现，宝宝在睡眠时，常常出现惊跳，这是什么原因呢？由于宝宝神经系统发育不完善，受刺激引起的兴奋容易"泛化"，凡是大声、强光、震动以及改变他的体位都会使小儿惊跳起来。宝宝受到强刺激而惊跳表现为双手向上张开，又很快缩回，有时还会啼哭，手的动作与哭声又加重惊吓程度而哭得更凶。有时声响和震动都不大，但距离较近时，也会如此。这种现象称为拥抱反射，到

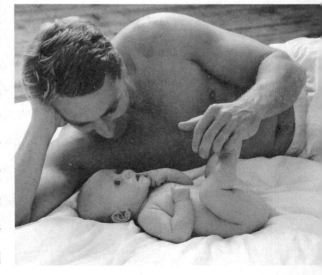

宝宝三四个月时才会慢慢消失，是一种正常现象。当宝宝惊跳时，成人只要用手轻轻按住他身体的任何一个部位，就可以使他安静下来。没有裹被的宝宝，只要扶住他的双肩或将一双小手交叉按在胸前，也可以使他安静下来。家长完全可以放心，宝宝惊跳对大脑的发育没有影响。

但是，如果发现宝宝有两眼凝视、震颤，或不断眨眼、口部反复地做咀嚼、吸吮动作，呼吸不规则并伴皮肤青紫、面部肌肉抽动，这些则是宝宝惊厥的表现，提示家长宝宝可能患有某种疾病，要及时请医生诊断治疗。

了解以上这些情况后，就知道宝宝的惊跳和惊厥是两回事了，惊跳不是病，是一种正常的生理现象，而出现惊厥则要特别注意。

## 解决宝宝"睡颠倒了"的小窍门

白天活动、夜间睡眠，在成人看来是自然而然的。但这种睡眠规律并非与生俱来，而是出生后随着机体调节机制的发育和外界环境的刺激逐步建立的。如果父母不注重宝宝睡眠习惯的培养，宝宝会出现昼夜不分、睡眠紊乱的情况，这种昼睡夜醒的习惯会使宝宝和家长都得不到充分休息，而且还会影响宝宝进食，精神也欠佳，这样会影响宝宝的生长发育，甚至会影响心理发育。

因此，为了宝宝及父母双方的健康，一定要将宝宝这种昼夜颠倒的习惯

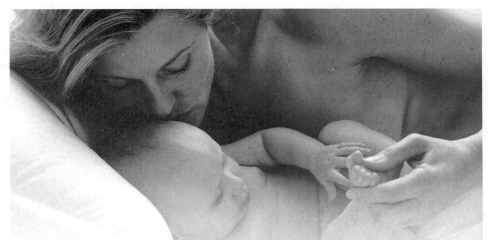

尽早纠正过来。要调整宝宝的睡眠状态，就要合理安排好宝宝白天、睡前和夜晚的作息时间，逐渐养成良好的生活习惯。

### 白天玩够、睡好

在白天宝宝清醒时，要多为宝宝安排一些适合他月龄的游戏。天气好的时候，多抱着宝宝到户外散步。如果宝宝白天睡眠时间过长，可以适当延长外出玩耍的时间，或在家中做被动操、和宝宝多说话交流，让宝宝适度的疲劳。但不可过分要求，如果过于疲劳，反而会使宝宝兴奋，夜晚更不易入睡。

白天宝宝入睡后，不要把室内光线调得太暗，也不可过分保持安静，可有适当响动，以使宝宝区分白天睡眠和夜间睡眠的不同。小宝宝白天的睡眠时间每次最好不要超过3小时。对于不易醒来的宝宝，可以用换纸尿裤、挠脚心、抱起说话等方法叫醒宝宝。

### 培养睡前好习惯

从宝宝3个月开始，父母可以逐渐培养宝宝在睡前建立一套固定的睡觉程序。先洗个热水澡，做抚触和被动操，换上舒适的睡衣；然后喂母乳或配方奶，喝完奶后不要马上入睡，可以给宝宝讲个小故事、念1～2首儿歌，或是玩一会儿玩具；20分钟后再把一次尿，穿上纸尿裤；然后播放一些轻柔舒缓的催眠曲，如果是曾经听过的胎教音乐，效果会更好；最后关上灯，把宝宝放在小床上，不再说话，让宝宝自己进入梦乡。

如果能坚持每天有规律地按时完成这些活动，就可以养成宝宝固定时间睡眠的习惯，会使父母和家人生活得更轻松。

### 夜间安稳入睡少打扰

当宝宝入睡后，卧室内要保持安静、舒适、光线暗的睡眠环境，以帮助宝宝区别日夜。从宝宝满月开始，除喂奶以外，要尽量少打扰宝宝睡眠。有时宝宝睡觉时会翻身、呓语，有时还会微笑、哭泣，当家长看到这样的情况时，不要"第一时间"去关注宝宝，更不要打开亮灯，这样反而会打扰了宝宝的"美梦"，影响了宝宝正常的浅睡状态，甚至养成不良的睡眠习惯。

宝宝的睡眠周期比成人短，在夜间有时会自然醒来。这种情况下不要立刻抱起宝宝，更不能看宝宝精神好与之玩耍，这样会使宝宝养成夜里固定醒来习惯。如果宝宝是因为不舒服醒来，如饥饿、尿湿，可以打开小夜灯找到原因，然后轻轻地给宝宝喂奶、换纸尿裤，再安静地陪宝宝入睡，不要跟宝宝说与睡眠无关的话。

如果到了喂奶时间，宝宝还在深深的睡梦中，不要叫醒宝宝喂奶。要逐步培养宝宝断掉夜奶。不必担心宝宝会饿着，夜间少吃，白天会补上。

最后，需要注意的是，培养宝宝的睡眠习惯需要较长的时间，妈妈要有良好的夜间育儿心态。宝宝睡颠倒了会让妈妈无法正常休息，但切记不可焦虑，更不能对宝宝生气发脾气。这样会使亲子关系紧张，更不利于宝宝睡眠习惯的调整。

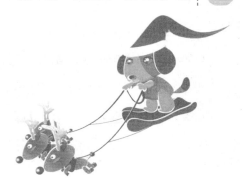

 **家有夜啼症宝宝，父母怎么办**

有的宝宝白天精神很好，一到夜间就哭闹不安，或每夜定时啼哭，甚至通宵达旦地哭闹，哭时两眼紧闭，泪流满面，面色多无改变，有的甚至几乎每天夜里都哭，白天却玩耍如常。这种现象叫做夜啼症，从初生到3岁比较常见。

正常的宝宝在夜里偶尔啼哭是正常的，可是如果反复啼哭并且啼哭的时间延长，则会严重妨碍宝宝的睡眠。

**患夜啼症的可能原因**

一般来说，夜啼症可能是由以下原因造成的：

1. 长牙期的疼痛：妈妈要注意的是，多数宝宝从5个月开始长牙，到2岁半长全，有些宝宝会因为长牙带来的不适而哭吵。

2. 生病了：感冒、脐炎、佝偻病等疾病会引起宝宝"夜啼"。感冒是啼哭最常见的原因。

3. 夜间温度过高或过低：室内温度最好不要超过24℃，太热或太冷，或穿得、盖得过多，也会导致宝宝出现哭吵。

4. 噪音：当宝宝处于浅睡眠阶段，或者处于从浅睡眠进入深睡眠的过程中，凡是突然的、音量大的、不熟悉的声音，均可引起宝宝大哭大闹。

5. 父母的情绪变化：如果是与宝宝接触最亲密的人，像妈妈，情绪不稳定，比如生气、沮丧等，往往也容易"传染"给宝宝。

### 宝宝夜啼怎么办

当宝宝哭闹的时候，首先要分析原因，是被子太薄太厚还是晚上吃得太多太少，或者宝宝哪里不舒服，也有可能是白天接触太多新鲜事物，晚上做噩梦。

当宝宝哭闹的时候，妈妈可以拥抱他，让他感受到妈妈的爱和温暖，逐渐的，宝宝会平静下来的。千万不要发怒，也不要逗他玩，也不要开灯。可以给宝宝哼催眠曲安神。爸爸妈妈还可以用以下方法来安抚宝宝，让宝宝晚上睡个好觉，不再哭闹。

1. 吮吸——不论是乳房、瓶子、奶嘴还是宝宝自己的手指，吮吸总是能起到安抚作用。可以用童车或背兜让宝宝依偎着你。

2. 按摩——各种轻拍和按摩都能帮助宝宝平静下来，但在宝宝满月之前不要按摩他的肚子，按摩时要避开脊骨和不要使用杏仁油这类的坚果类油。

3. 音乐——有节奏的声音或音乐能帮助安抚宝宝，甚至洗衣机或吸尘器的嗡嗡声也能使其保持平静。

4. 运动——在手臂或摇篮里摇动宝宝，或者把他放在宝宝车里推动。

5. 呼吸新鲜空气——带宝宝出去走走，因为即使哭喊没有因此停止，在户外也不会显得那么不安。

6. 防止胀气——一些宝宝在排气之后会感觉好点儿，所以尝试让宝宝垂直坐好靠在你肩膀上，然后轻拍他的背。

7. 调整环境——带宝宝去更安静的房间，用温柔的搂抱和轻声的吟唱来安抚他。

宝宝有个质量好的睡眠，爸爸妈妈也安心，也不必费心照顾宝宝，宝宝处在发育期，各方面都还比较弱小，抵抗力也比较弱，所以，家长在照顾宝宝的时候，一定要格外的细心和耐心，注意宝宝一些不正常的变化，这样才能更好地照顾宝宝，让宝宝远离哭闹。

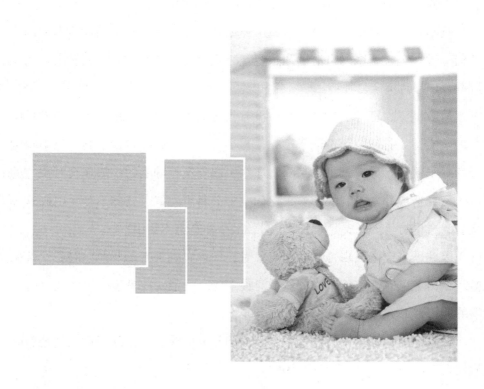

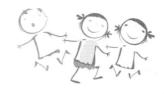

 **宝宝打呼噜不可掉以轻心**

正常情况下，宝宝在熟睡中时应该是悄然无声的，可是有的宝宝偶尔却会发出异样的声音，比如打呼噜、粗粗的喘气声等。

呼噜声一般是由于呼吸道造成压迫或者阻塞，从而产生振动后形成的，任何一种在宝宝睡眠时可能会压迫宝宝呼吸道使之变得狭窄，甚至阻塞的原因都可以导致宝宝打呼噜。

从表面看，打呼噜似乎对身体没有什么危害，可是如果处于生长发育阶段的宝宝持续打呼噜而不给予治疗，是很有害的。打呼噜除了会严重影响宝宝的睡眠质量，导致抵抗力下降，那些引起宝宝打呼噜的疾病还会对宝宝的生长发育造成非常不利的影响，比如宝宝会易患感冒、营养不良，引起耳部疾病，严重的还会造成智力下降，导致孩子注意力不集中。

因此，当宝宝出现打呼噜的现象时，爸爸妈妈千万不要掉以轻心。首先必须找出宝宝打呼噜的原因，然后对症下药。一般情况来说，导致宝宝打呼噜的原因有以下几种：

1. 仰睡（面向上）时易打鼾，因面部朝上而使舌头根部因重力关系而向后倒，半阻塞了咽喉处的呼吸通道。

2. 婴幼儿本身的呼吸通道，如鼻孔、鼻腔、口咽部比较狭窄，故稍有分泌物或黏膜肿胀就易阻塞。所以半岁之内的宝宝时常有鼻音、鼻塞或喉咙有杂痰音，就是这个原因导致的。

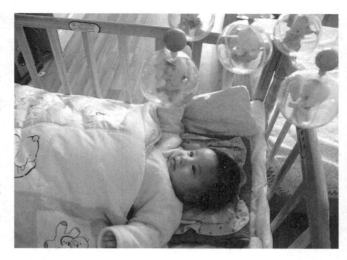

3. 当感冒造成喉咙部位肿胀、扁桃腺发炎、分泌物增多时，更易造成气流不顺而鼾声加重。

4. 脸头形状异常者，如肥胖的人，或扁桃腺肿大的小孩，因口咽部的软肉构造较肥厚，睡觉时口咽部的呼吸道更易阻塞，所以鼾声也非常大。更严重者甚至会有呼吸困难及呼吸暂停的现象。

针对以上情况，要想帮助宝宝改善打呼噜的情形，可以从以下几方面着手：

1. 改变宝宝的睡觉姿势：当宝宝打呼噜时，最好把宝宝的睡姿调整成侧卧，这样可以改变宝宝咽喉软组织的位置，使宝宝的舌头后部不至于后垂，挡住呼吸道，同时还能减少滞留的分泌物，使宝宝的呼吸变得顺畅，这样宝宝就不会打呼噜了。

2. 及时治疗宝宝的感冒：宝宝一旦出现感冒的症状，就要到医院按照医嘱及时治疗。治疗及时不仅可以阻止扁桃体发炎，还能减少呼吸道的分泌物，如果处理得好，宝宝根本就不会出现打呼噜的情况。

此外，还应该多带宝宝去户外散步，进行足够的空气浴和日光浴，这样就能增强宝宝对外界刺激的抵抗能力，增强身体素质，减少感冒的发生。

3. 养成规律的生活习惯：规律的生活习惯会减少感冒和其他疾病的发生，也可以使宝宝精力充沛，提高抵抗力，不易被病菌入侵。良好的饮食习惯可以使宝宝吸收到足够的营养，增强宝宝的体质，使宝宝健康成长。此外，还应减少宝宝睡前的剧烈活动，不要让宝宝吸收太多的糖分，这样在一定程度上可以抵御疾病。

4. 及时检查身体：请专科医师仔细检查鼻腔、咽喉、下巴骨部位有无异常，或是宝宝的神经或肌肉的功能有无异常之处，排除隐患，必要时手术治疗。

## 宝宝睡空调房应注意的事项

现代生活质量提高了，空调已经是家家户户的常用电器了。特别是在南方，夏季长，通常从四月份就进入热天了，一直要到十月份才会凉爽一点儿。在这漫长的夏季还经常会有高于38℃的高温天气，空调就成了人们生活不可少的家用电器。

可是，由于宝宝还很小，抵抗力比较差，因此让他睡在空调房里就一定要注意以下事项：

1. 室内温度

在宝宝的房间把空调开到28℃～29℃是最适合的。白天太阳大时可以给宝宝开到28℃，晚上睡觉时，外面的温度不那么高了，所以晚上还是最好给宝宝开到29℃，特别是女婴儿如果空调开到29℃宝宝不出汗了，就一直保持这个温度，不要太低了，防止女孩儿受凉。空调开的时间不要过长，尤其是在夜间，一般定时2～3小时即可，这样就可以睡得安逸些。

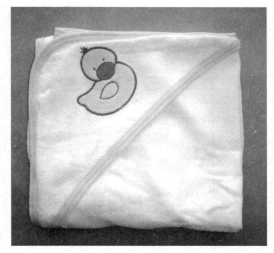

此外，空调的出风口也不能直接对着宝宝吹。因为冷风直吹身体，会使身体受冷过度，从而会引发宝宝感冒、腹泻等疾病。

2. 盖条毛巾

宝宝还小，不用盖毛巾被，那样太大了，盖条大一点儿的毛巾就行了，正好可以盖住宝宝的肚子，这样宝宝既安全又舒适。

3. 局部保温

由于宝宝年龄小，皮肤薄，皮下脂肪也少，所以在空调房间里还是得注意保温的。最重要的是给宝宝的肚脐保暖。睡觉时千万不要将宝宝的衣服脱光，给他穿一件背心或肚兜，保护胸、腹，上肢暴露在外，下身穿一条短裤。这样，即使宝宝不盖被子或踢掉被子，身体也不会完全暴露在外，减少受凉的机会，如果脚上穿一双袜子那就更好了。

4. 不能直接睡凉席

开着空调就不能再让宝宝直接睡凉席了，要在凉席上铺上毛巾被，否则宝宝是很容易受凉的。

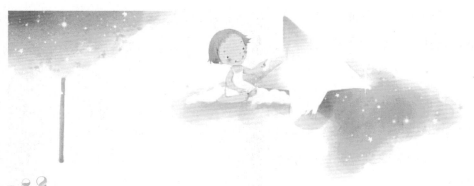

 ## 炎炎夏日，宝宝也能睡个清爽觉

夏季炎热，由于日长夜短，有些婴幼儿入睡不安或者入睡过晚，导致精神不好，甚至影响发育。只有夏季充足的睡眠才可保证孩子精神饱满，食欲旺盛，体格健壮。

爸爸妈妈们要怎么做才能让宝宝睡个清爽觉呢？下面就教你两个让宝宝在睡觉时保持凉爽和舒适的小窍门，轻轻松松让宝宝睡得香。

### 窍门一：给宝宝盖舒服的夏被

夏季应该给宝宝盖什么最好呢？记住不要因为炎热而将宝宝全身脱光睡觉，"裸睡"易使孩子腹部着凉。

因为孩子的胃肠平滑肌对温度变化较为敏感，低于体温的冷刺激可使其收缩，导致平滑肌痉挛，特别是肚脐周围的腹壁又是整个腹部的薄弱之处，更容易受凉而株连小肠，引起以肚脐周围为主的肚子阵发性疼痛，并发生腹泻。故天气再炎热，也要给孩子盖一层较薄的衣被，特别要注意腹部的保暖。民间"小儿无夏天"的说法确有道理。

下面就介绍几种适合夏季给宝宝盖的被子的特点：

1. 绒被——舒适便宜，吸收水汽。绒被具有"调温"的特性，能吸收人体多余的水汽，并将吸收到的水汽排到空气中，使被子本身保持最舒适的状态，所以绒被睡起来非常舒适，而且价格相对鹅绒便宜。

2. 蚕丝被——冰凉感觉，贴身透气。蚕丝是纯天然动物蛋白纤维，具有非常高的吸湿、透气性，被人们称为"纤维皇后"。蚕丝被刚盖上身时会有冰凉的感觉，可以让皮肤自由地排汗、分泌，保持皮肤清洁，令宝宝倍感舒适。

3. 毛巾被——夏秋两季皆适宜。毛巾被是夏秋两季理想的床上用品，它是由100％的纯棉经过抽丝、编织制成。新型的毛巾被一面是布面，一面是毛巾，具有一定的厚实感，受到越来越多人的喜爱。因为毛巾被具有轻薄、透气、吸汗、贴身、触感柔软等特点，很适合宝宝使用。

### 窍门二：铺垫——巧用凉席

我国传统的纳凉办法之一就是在床上辅一张草编或竹编的凉席。每晚入睡前冲个澡，然后躺在凉席上，顿感凉爽了许多。凉席物美价廉，家庭中使用比较普遍。

那什么样的凉席最适合宝宝呢？

1. 草席。采用灯心草、蒲草、马兰草等编织而成，材质柔软，与皮肤的亲和力强，凉度较低。

专家称，婴幼儿最好睡草席，因为其神经系统尚未发育成熟，体温调节功能能弱，对冷热的适应力较差，竹席和牛皮席往往容易使孩子着凉，不宜选用。睡觉时，最好盖上小被子，再穿上薄长裤。

但草席的一大缺点是容易长螨虫。新草席使用前，最好在阳光下暴晒，反复拍打几次，再用温水拭去灰尘，然后在荫凉处晾干。

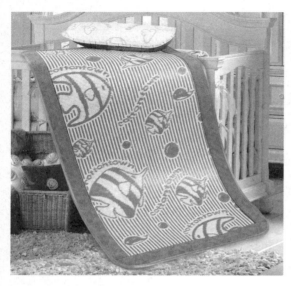

2．亚麻席。亚麻是天然的束纤维，与皮肤接触会产生毛细孔现象，它遇热张开，能将吸收到的汗液及热量迅速传导出去，遇冷则关闭，保存热量，由此具备优良的透气性、吸湿性和排湿性，常温下可使人体的实感温度下降4℃左右，有"天然植物空调"之美誉，凉度适中，适宜于儿童。

此外，亚麻凉席还具有卫生性好的优点，能抑制真菌和微生物的生长。

3．竹纤维席。竹纤维席是当今科技含量最高的凉席之一，它所采用的原料全部取自3～4年生、色泽鲜亮、健壮挺拔的新竹，经高温蒸煮成竹浆、提取纤维、制成棉状、最后纺成纱，由纱织成席。其质地柔韧，不含任何化学添加剂，是一种真正意义上的环保凉席。因竹纤维横截面布满大大小小的空隙，可以自由地吸收并蒸发水分，其吸湿和排湿性居各种纤维之首，还具有独特的抗菌除臭性能。

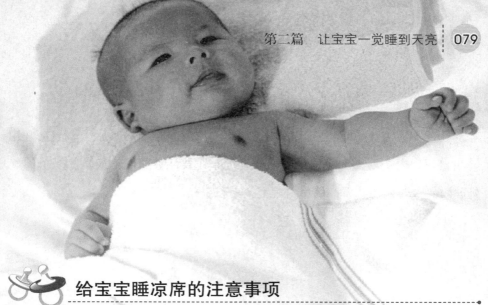

## 给宝宝睡凉席的注意事项

夏季高温高湿，是皮肤病的多发期，而宝宝娇嫩的皮肤，更容易受到各种病菌的侵袭。"凉席皮炎"就是儿童在夏季的一种多发病。

出现"凉席皮炎"的原因有两个：一是孩子对用苇、草等植物编成的凉席过敏，症状是在皮肤与凉席接触的地方出现红斑；二是受到凉席缝隙中存在的螨虫的叮咬，孩子身上出现一片一片的丘疹，医学上称为丘疹性荨麻疹，也属于"凉席皮炎"的一种。

要想预防"凉席皮炎"，首先，必须选择好凉席。其次，要保持凉席的清洁卫生，每年首次使用凉席之前，必须对凉席进行高温消毒（开水烫洗），再放到阳光下暴晒，这样才能将肉眼不易看见的螨虫及其虫卵杀死。夏季人体容易出汗，皮屑和尘灰等就容易浸入凉席的缝隙中，再加上潮湿的环境，就可能滋生螨虫，所以在使用的过程中，凉席也要经常用热水清洗、晾晒，做到"一天一擦洗，一周一晾晒"。

一旦宝宝发生"凉席皮炎"，就不要让宝宝随意搔抓。应当先根据宝宝皮肤的"疹状"特征，分清是过敏还是"螨害"。如果是过敏，只要脱离过敏源（如更换凉席或不用凉席），一般症状就能好转。如果是"螨害"，要注意凉席除螨。

此外，还需注意要挑选正面光滑无刺的凉席，在使用时席子表面最好用纱布包好，以防划伤宝宝的皮肤，而且纱布还要注意应经常换洗才是；天气稍凉时要及时撤掉凉席，以免引起宝宝受凉拉肚子。

 ## 宝宝早晨醒得太早怎么办

就像大人一样，宝宝也有天生习惯"早起"的，而且为数还不少。这种情形常常让父母很头痛，因为他们还想再舒服地多睡一两个小时。事实上，对于早上醒得太早的孩子，并不是没有办法的，你可以帮助其改变这个习惯。

首先，你要确保宝宝的房间在早晨是暗淡、安静的。你可以在宝宝的房间里使用厚窗帘或百叶窗，这样，能遮住早晨的亮光。宝宝醒来后在床上扭来扭去，烦躁不安时，不要马上就过去抱他，让他自己待一小会儿，看看他能否重新入睡。

其次，如果宝宝在晚上7点或是更早就开始睡觉了，那他早上5点的时候就应该已经睡足了。若是那样就让他晚一点儿再睡，两个星期后，你的宝宝应该就会醒得晚一些。把就寝时间延后几乎是"万灵丹"，这对大多数孩子来说并不困难。除非你的孩子在几个星期后仍然还是早起，那他就真的是那种天生的"早起儿"，你也只能接受现实，晚上还是让他恢复原来的上床时间吧，好让他有足够的睡眠。

再次，如果宝宝在早上五六点醒来时，你总是习惯性地立刻给他喂奶，那么他就会知道在那个时间段里醒来会有东西吃，也就是会产生"经验性饥饿"，所以这时你可以像平常一样把宝宝抱起来，可是要把喂奶的时间往后推迟，一直到你认为合适为止。

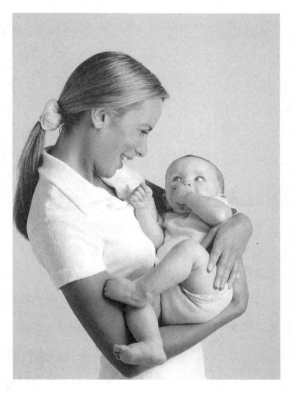

最后，家里如果有人起得特早，那么不管你怎么小心，宝宝还是有可能会被早晨的动静吵醒。因为清晨的时候他对声音的反应特别敏感，比夜间就寝时要强烈得多。这是因为清晨的时候，睡眠中会有很多自然的清醒时段，而孩子对睡眠的需求，在这段时间前大都已经得到了满足。所以他一旦醒来，就很难再次入睡了。因此，如果可以的话，请你还是跟宝宝一块起床吧。

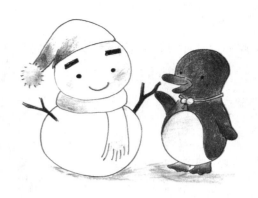

 ## 怎样给宝宝挑选睡袋

　　刚出生几周的小宝宝不喜欢换衣服,当他需要换衣服的时候,你将需要一种既易于换尿布、干扰又最小的衣服。所以,在开始的时候最好选用宝宝睡衣。但是一旦宝宝稳定下来(可能在1个月内),一件连衣裤套装也相当实用。

　　当宝宝长到4个月左右时,他也许需要睡袋,特别是在冬天。因为此时的宝宝虽然还不会翻身,可是他的双脚却会蹬被子。当他睡觉时,双手上举,双腿膝盖向外弯曲,并且需要频繁地更换尿片。睡眠中,手会上下挥舞,双腿就像青蛙做划水状运动,所以此时非常容易把被子蹬掉而受冻着凉。而宝宝要是在手脚活动中受限制,则会醒来哭闹,影响睡眠。所以,此时应当选用宽松型的睡袋,不要给宝宝束缚感。这样宝宝就可以温暖舒适地睡在里面并且不会发生在寒冷的夜晚踢开毯子和被子的危险。如果天气特别冷,就给宝宝先穿上睡衣,要不然,就只穿上衣和包上尿布。而一款好的睡袋则能够给宝宝带来舒适而香甜的美梦。但是在挑选睡袋时,家长应该注意以下事项:

### 安全第一

　　有的睡袋的一些衔接处是用扣子扣上的,扣子与扣子之间有很大的缝隙，宝宝睡觉时用力一蹬脚就会把小脚伸出去，这样的话，不但宝宝的小脚容易受凉，而且如果小脚不小心被勒住，长时间未被发现，恐还会导致严重后果。并且睡袋上的扣子及装饰物还要牢固，以防宝宝误吞。睡袋的内层不要有线头，以防勒伤宝宝。此外，睡袋的拉链要有安全防护，这样的拉链才不会划伤宝宝。

另外，要注意睡袋闻上去没有异味。如果觉得刺鼻、有怪味的，哪怕是有香味的，都要慎选。因为这类睡袋很可能印染或填充物有问题，会对宝宝健康不利。由于布料印染中会存在某些不安全因素，对宝宝的皮肤会有影响，所以妈妈最好选择白色或浅的单色内衬的睡袋，尽可能避免一些不必要的污染。

### 透气舒适

所选睡袋的底部最好可以全部打开，天气热的时候，睡袋里的温度不会太高，不会热到宝宝；袖口衔接处最好是半封闭设计，为宝宝腋下留出透气口；睡袋的领口最好是V领，这样的设计比较贴宝宝的脖子；睡袋的面料可以是纯棉的也可以是纱质的，夏天用纱质的，比较凉快，冬天用纯棉的，温暖又舒适。

### 方便实用

选择有反向拉链设计的睡袋，因为这种睡袋可以直接从下方往上方拉开，换尿片会很方便，会走路的宝宝穿着睡袋去厕所也很方便。

另外，市场上宝宝睡袋有适合春秋季用的，有适合冬季用的，一般家庭都会备有2～3套睡袋交替使用。如果宝宝才几个月大，则可以选择抱被式和背心式睡袋搭配使用。

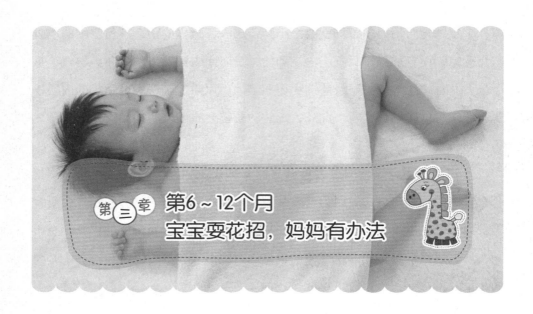

第三章 第6～12个月
宝宝耍花招，妈妈有办法

## 安排好宝宝白天的小睡

这一时期是宝宝生长发育非常迅猛的阶段，如果不能保证白天至少一次小睡，就会对宝宝产生不良的影响。宝宝在这个年龄段应该保证白天至少有两次睡眠，每次睡眠时间应该保证在2～3.5个小时之间。尽管有些宝宝需要3次小睡，而有一些只需要睡一次。如果宝宝白天频繁小睡，而且时间又短又很勉强，那么对宝宝的身体就会有不好的影响。

可以这么说，大多数宝宝，如果白天睡得好，那么晚上就会睡得更好。可是一旦宝宝进入一个恶性循环——如果白天缺少睡眠那么就会影响晚上的安顿。从这一点我们可以发现，宝宝在缺乏睡眠时会变得异常好动，不像成人那样嗜睡或者是瞌睡，这种以兴奋形式表现出的疲倦，会让宝宝没有能力在第二天放松和小睡，而且这种模式会重复出现。

所以，一定要保证宝宝白天的小睡。首先，要注意观察宝宝白天瞌睡的次数，然后根据宝宝的表现来安排他白天的小睡。要鼓励宝宝学会把夜间良好的独立睡眠技巧应用到白天的睡眠中。

白天在小床上安顿宝宝时，可以遵循简单的睡前程序：进入宝宝的房间，放下窗帘。更换尿布，脱掉他的外衣，把他放进睡袋里，给他读睡前经常读的故事。在他醒着的时候把他放到小床上，轻轻地离开他，让他独自入睡。如果他不停地哭，那就每隔5分钟回来一次让他放心，但不要待在他身边。最终就算没有你陪伴在身旁，他也能安顿自己入睡的。当然这可能要花费一些时间。

如果宝宝很快就醒了，且只是稍有不安，那么你就给他一个自我安顿的机会。只有在他确实需要你的时候，你再用轻拍等方法来帮助他重新入睡。

宝宝在短暂睡眠醒来之后，不要让他立马起床。如果你让他重新入睡，那他睡觉的时间可能就会更长一些，这样的话，他在起床后的精力就会更加充沛。

不要觉得宝宝只能睡在家里。其实，你也可以让他在外面睡，比如可以睡在手推车或汽车里，因为让他在这些地方睡觉和睡在家里的小床上效果几乎是一样的，同样能够解决宝宝的疲劳问题。

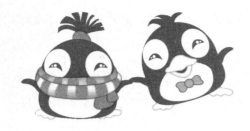

## 妥善处理宝宝的分离焦虑

当宝宝长到七八个月大的时候，妈妈会发现当你一离开他的房间，他就会感到特别难过或沮丧。而且此时的宝宝也变得开始认生，当别人抱他的时候，他就会大哭（就算这个人他很熟悉），即使你在旁边也不行，好像比平时要娇气了很多。这就是人们常说的分离焦虑，这是宝宝生长发育完全正常的一个阶段。总之，这绝对不是因为宝宝的情感脆弱所致。

刚出生不久的宝宝认为自己是母亲的一部分，一开始他没有意识到自己是一个独立的个体。经过一段时间，他才会意识到自己是一个独立的个体，并不是和妈妈同为一体。而现在出现的分离焦虑则说明宝宝正在慢慢地意识到自己是独立的个体，而宝宝对此既兴奋又害怕。

妈妈一离开，宝宝所表露出来的不安、焦虑是出于对妈妈的依赖。因为他现在已经明白了客体永久性概念。比如当他把玩具从小床上抛出后，就算他没看见东西扔到哪里了，可是他知道东西仍然存在。所以他知道你会回到你身边。而之所以焦虑是因为他还没有时间概念，即使你只离开房间一小会儿，可是他不知道一小会儿是多久，宝宝独自焦虑问题仍有可能发生。

宝宝独处的焦虑可能会延续几个星期乃至几个月，有时甚至有可能影响宝宝的睡眠。在宝宝6个月后进入睡眠发育成熟周期时，即使你尽可能地避免这些问题，但是在宝宝7个月大时，宝宝独处焦虑问题仍有可能发生。

然而这只是一个正常而又短暂的阶段，所以你要尽量坚持按规矩办事。没有哪个父母愿意让自己的宝宝感到害怕和焦虑，尤其是在晚上。但不幸的是，目前我们还缺乏有效的方法来解决这个阶段的问题。你应该尽量采取某些措施来帮助你的宝宝，在你离开的时候，能让他的感觉稍微好些。

由此可见，对宝宝进行睡眠训练有着非常重要的意义。无论宝宝整晚睡得多么好，如果宝宝缺乏睡眠训练，仍有可能会对其精神造成伤害。专家指出，从心理学角度来说，家长最好在分离焦虑期和宝宝保持密切关系，同时要进行非常感性的、温和的、循序渐进的训练来帮助宝宝度过这段困难时期。

1. 当你在其他房间时，要大声说话或唱歌，让宝宝看不见你时，也能够听到你的声音。

2. 和宝宝玩躲猫猫的游戏。开始时你可以藏在报纸后面，然后藏到家具后面，最后你可以藏在门后面。你"失踪"的时间一定要短。出现的时候要以非常可爱的形象再现，然后多次拥抱宝宝。

3. 将宝宝交给别人照顾，在你离开的时候，如果不跟宝宝说再见就悄悄地离开的话，会增加宝宝的忧虑。

4. 在你早晨离开前和晚上下班后，尤其是下班后应尽量和宝宝多待一会儿。

5. 在睡前准备期间，和宝宝保持亲密、慈爱的身体接触。

6. 讲同一个故事以及做相同的道别后，趁他还醒着时就把他放进小床，然后待在他身边直到睡着后离开。这样持续一两个星期后，宝宝会感到独自待在房间也很安全，你就可以渐渐地离开他的小床了。

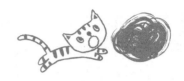

 **宝宝依恋安慰物怎么办**

　　有很多家长反映自己的孩子从八九个月开始出现了种种"怪"现象，比如对某些物品会特别依恋，像他自己的小手绢、枕巾、被子，或某个毛绒玩具等。这类能起到安慰作用的物品被叫作"过渡对象"，它能够帮助宝宝顺利地度过从依赖到独立的情感发展期，尤其当宝宝处于分离焦虑阶段的时候。

　　宝宝之所以喜欢这些柔软的物品，原因在于我们人类甚至于有生命的动物都会有"皮肤饥渴"，都有对皮肤和身体接触的需要。心理学家曾用小猴子做过试验，用两个假的母猴来代替真正的母猴。一个是由金属丝做成的"金属母猴"，另一个是用圆筒及其外面一层柔软的毛巾做成的"布母猴"。结果发现小猴子与布母猴产生了依恋的关系，而金属母猴却没有得到小猴子的依恋。这个实验告诉我们，身体接触的舒适容易让宝宝产生依恋。

　　从实验中，我们也可以看到：即便是小动物都需要舒适的身体接触，动物都有"皮肤饥渴"，而我们人类就更存在着这种身体接触的需要，尤其是在婴幼儿阶段。在与小被子、枕头等物品舒适的身体接触中，宝宝得到的不仅是感知觉的发展，更重要的是，他得到了一种心理上的放松。当宝宝感觉

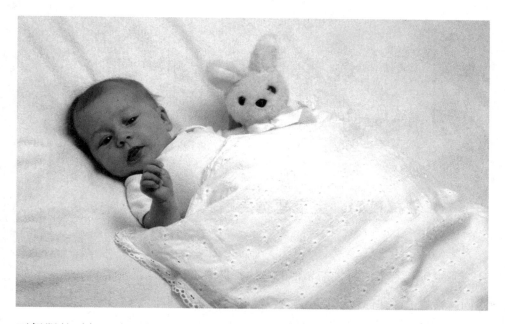

不舒服的时候，安慰物能够帮助他安静下来；当妈妈不在宝宝身边的时候，安慰物能够让其感觉安全、放心；无论宝宝睡在什么样的陌生环境中，只要有安慰物在身边，都能够让他产生一种像是住在家里的感觉。

因此，对于这种情况，妈妈一般无须干涉，更不必生硬地制止甚至强行夺走宝宝的依恋物。妈妈唯一需要做的就是保证这些物品的卫生清洁，经常清洗这些物品，其他的顺其自然就可以了。

随着孩子的成长，你就会发现，宝宝慢慢地不再依恋自己曾经特别喜欢的"起安慰作用的物品"，因为他发现还有更多的方法能够应对生活的变化。

对于很多宝宝而言，安抚奶嘴是一个非常不错的安慰物，但是你最好还是让宝宝在对它形成依赖之前放弃它。因为过度还使用安抚奶嘴的话，则会妨碍宝宝语言能力的发展，还可能导致宝宝夜间哭闹得更厉害，并成为宝宝以后非常难以改掉的不良习惯。

 ## 戒掉夜奶，宝宝睡觉更踏实

当宝宝长到半岁时，如果他的身体很健康，体重也正常增长，并且开始吃固体食物了，那你就不要因为营养问题而给他夜间哺乳了。

很多宝宝在体重达到一定值并学会了成熟的睡眠技巧后，就会自动减少夜间的哺乳需求。也有些宝宝仍然需要夜间哺乳，而且时间还会延长。但如果宝宝夜里总是多次醒来，而且要靠哺乳或奶瓶才能重新入睡，那么很显然夜奶已经给宝宝造成睡眠干扰了，所以应当帮宝宝戒掉夜奶。

当然，由于过去宝宝已经习惯了夜间哺乳，所以要想打破这种习惯则会有些困难。但是随着宝宝的成长，他需要在夜间得到更好的休息。如果夜间喂奶，会加重宝宝消化系统的负担，身体总是因为消化奶而无法停止工作，那么他整晚的睡眠质量就会受到影响。而且晚上不必要的喂奶还会影响宝宝白天的胃口。

此外，在晚上给宝宝喂奶，睡前宝宝的嘴里如果还含着奶水，那则可能会腐蚀宝宝的牙齿。所以对长出牙齿的宝宝，在每天晚上喂奶后，应当立刻给其清洁牙齿，但动作一定要轻柔。这种过程也可以避免宝宝喝完奶后马上入睡。

另外，你还需要注意夜间宝宝哺乳时的安全问题。特别是对于那些晚上让宝宝在小床上独睡的家庭是存在安全隐患的，因为这样很容易让宝宝呛着或者呕吐，并可能造成宝宝窒息。

所以，应当帮宝宝戒掉夜奶，那具体怎么做才有效呢？

当宝宝五六个月大的时候其实已经不再需要夜奶了。如果宝宝总是喝得很少，比如只喝几口，或是只是吮吮奶头，而不是真正在喝奶，那么你就可以立刻取消夜奶。如果宝宝已经两岁多了，也可以取消这个习惯。宝宝能在1～3天内就改变自己的饮食习惯，一旦夜奶取消了，那么白天他自然就会喝得更多了。

对于小点儿的孩子而言，如果习惯了晚上喝奶，那么你可以用循序渐进的方式帮助宝宝戒掉夜奶，在一个星期之内，慢慢把夜奶次数调整到零。如果你是母乳喂养，可以算算宝宝吃了几分钟奶，然后根据宝宝吃奶时间的长短来判断他吃了多少奶。你可以每个晚上让宝宝少吃一分钟，还可以将两次喂奶的间隔时间拉长半小时，这样都能够减少他的吃奶量。而如果是人工喂养，夜间喂奶时，可以每次减少30毫升奶量，每天晚上减少的量相等，延长两次喂奶的时间间隔，半小时左右。

如果宝宝在夜间醒来后，可是并不是喂奶的时间，你可以哄他，但是不要抱他，可以拍拍他或者轻声跟他说话。但是如果你是母乳喂养，可以让你的先生哄宝宝入睡，那样会更容易些，因为宝宝会被你身上的奶味所吸引。

做到这些可能要花上几天时间，但是只要你坚持下去，宝宝一定能认识到就算晚上醒来也没有奶可吃，明白了这一点，宝宝就会好好睡觉了。

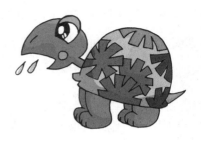

 **警惕宝宝睡眠中的异常情况**

孩子在正常睡眠时的状况是安静舒坦、头部微汗、呼吸均匀且无声，如果突然出现打鼾、面红等症状的时候，很可能是生病的前兆。所以家长千万不能认为孩子只要睡着就"万事大吉"了，而是要经常注意观察孩子的睡眠状况，以便及早发现各种病症的征兆。

良好的睡眠是保证小儿体格及神经发育的必要条件。临床经验表明，一岁以内的乳儿健康活泼的情况皆取决于睡眠质量的好坏。因此，查看宝宝睡眠情况，可以初步判断孩子的身体状况。

除了睡觉打鼾可能为气喘前兆外，以下一些情况也需要注意：

1. 睡前烦躁、磨人、易惊醒，入睡后全身干涩、面红，脉搏超过了正常数，这常预示着发烧即将来临。

2. 入睡后撩衣蹬被，并伴有两颧及口唇发红，口渴喜饮，或手足心发热等症状，中医认为是阴虚肺热所致。

3. 入睡后面部朝下，屁股高抬，并伴有口舌溃疡、烦躁、惊恐不安等病状，中医认为是"心经热则伏卧"，这常常是小儿患各种急性热病后，余热未净所致。

4. 入睡后翻来覆去，反复折腾，常伴有口臭气促、腹部胀满、口干、口唇发红、舌苔黄厚、大便干燥等症状，这是胃有宿食的缘故，应当及时消食导滞。

5. 一般来说，宝宝在刚入睡时或即将醒时满头大汗，可以说都是正常的。但是如果大汗淋漓，并伴有其他不适的表现，就要注意观察，加强护理，必要时去医院检查治疗。比如宝宝入睡后大汗淋漓，睡眠不安，再伴有四方头、出牙晚、囟门关闭太迟等征象，则可能是患有佝偻病，需去医院诊断。

6. 要是睡觉后不断地咀嚼、磨牙的话，则可能是蛔虫，或白天吃得太多，或消化不良。若睡觉后用手搔屁股，且肛门周围有白线头样的小虫在爬动，则是蛲虫病。

7. 若睡眠时哭闹不停，时常摇头，用手抓耳，有时还伴有发热，可能是患有外耳道炎，或中耳炎。

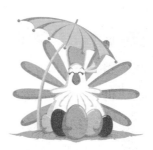

 **宝宝早醒后哭闹怎么办**

有很多父母一定遇到过这种情况：宝宝早晨醒来后，揉着眼睛不停地哭闹，弄得父母不知所措。

这时你就要注意观察，看看宝宝是不是没睡够。如果宝宝看上去很疲倦，那么很明显他还需要继续睡觉。这种情况下，不要等他啼哭了很久才去

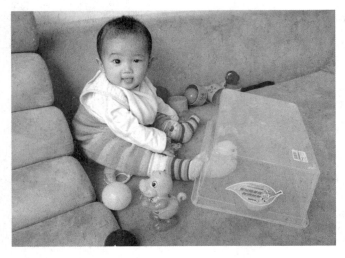

他的房间，这会让宝宝产生一种错觉，以为迎接白天就是要哭着等妈妈。在宝宝哭声变得沮丧之前，你就应该立即回到他的身边，向他表明现在仍然是睡觉时间。你要待在他的身边或者不停地进出他的房间，一直等到你可以接受的起床时间。这时你可以拉开窗帘（就算外面还很黑），明确地向他表示现在是起床时间，然后把他抱出小床。很快宝宝就会知道，窗帘拉上就是睡觉的时间，拉开就是该起床了。所以，可以在晚上将拉窗帘作为宝宝夜间安顿的一个组成部分，并且要不断地强化这个信息。这个年龄段的宝宝本来就没有什么时间概念，因而这些视觉提示和一些习惯方式对宝宝就显得格外重要了。

也许有的父母会问，怎么才能知道宝宝是否睡够了呢？其实，很多宝宝只要睡够了觉，就会一切表现都很好。不过，并不是每一个宝宝都能得到充足的睡眠。如果宝宝总是烦躁不安，怎么也哄不好，那他就可能是睡眠不足。如果你认为宝宝需要更多睡眠的话，可以让他早睡一会儿，哪怕这样做会让宝宝哭闹一阵子。如果宝宝早晨醒得太早或是夜间醒来，那就先不要管他，让他独自待一会儿，看他能不能重新入睡。如果宝宝的睡眠时间要比同龄宝宝的"平均水平"低，可是看上去仍然很开心，那就说明他是一个"精力充沛型"的宝宝，和别的宝宝相比，他只是不需要那么多的睡眠而已。

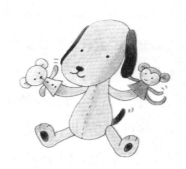

 ## 不要让灯光陪伴宝宝入睡

有的宝宝由于怕黑，睡觉的时候必须要开着灯才能入睡，只要大人一关灯，宝宝就会闹个不停。为了宝宝能好好地入睡，很多妈妈就把卧室里的灯或床头灯通宵都开着，可实际上这种做法是非常错误的。

科学家研究发现，任何人工光源都会产生一种微妙的光压力，这种光压力的长期存在，会使人，尤其是婴幼儿表现得躁动不安、情绪不宁，以致难于成眠。同时，让宝宝久在灯光下睡觉，进而影响网状激活系统，会使其每次睡眠的时间缩短、睡眠深度变浅而容易惊醒。

此外，孩子长久在灯光下睡眠，对视力发育大大不利。睡眠时熄灯，意义就在于使眼球和睫状肌获得充分的休息，长期暴露在灯光下睡觉，光线对眼睛的刺激会持续不断，眼球和睫状肌便不能得到充分的休息。这对于幼儿来说，极易造成视网膜的损害，影响其视力的正常发育。通过调查发现，开灯睡觉的孩子，有一半以上长大后是近视眼。

因此，作为父母一定不能让灯光陪伴宝宝入睡。从宝宝出生后，就应当有意识地让宝宝在黑暗中睡觉，半夜除了给宝宝换尿布、喂奶的时候可以开灯外，不要宝宝一哭就立刻开灯。

当宝宝因为黑暗而哭闹的时候,妈妈应当轻轻安抚宝宝。宝宝睡下之后,要把室内较强的灯关掉,如果爸爸妈妈还没睡,可以在离宝宝床较远的地方开一盏不太亮的灯。

可是倘若宝宝已经养成了不开灯就不睡觉的习惯,那么就必须立即纠正。可以先买一盏调节灯,每当宝宝睡觉的时候,把灯光的亮度逐渐调暗,这样宝宝也比较容易适应。

## "绿色防蚊法",宝宝睡觉安全又踏实

夏季夜晚闷热、有蚊虫叮咬,使很多人的睡眠都受到了影响,这对于成人来说可能没有什么要紧的,可是对于正处在生长发育阶段的宝宝来说却是非常重要的。因为如果宝宝睡眠不足,就会影响生长激素的分泌,进而影响长高。而且睡眠还具有增强人体免疫力的作用,经常睡眠不足会使身体的免疫力降低,由此会导致各种疾病的发生。并且蚊虫还是传播一些疾病的主要媒介,所以在夏季一定要注意防蚊驱虫。

由于婴幼儿还比较娇嫩,所以最好不要使用化学灭蚊剂和有害蚊香。因为大多数蚊香的有效成分是除虫菊脂杀虫剂,在蚊香燃烧的烟雾里含有极细小的微粒及化学物质,易对宝宝产生不利。所以最好使用以下"绿色防蚊法":

1.用蚊帐或纱窗把蚊子隔绝在外。蚊帐既能避蚊又能防风，还可吸附飘落的尘埃，过滤空气，尤其适合孕妇及儿童。纱窗则可让新鲜空气进入室内，同时让有害的烟雾流到室外去。

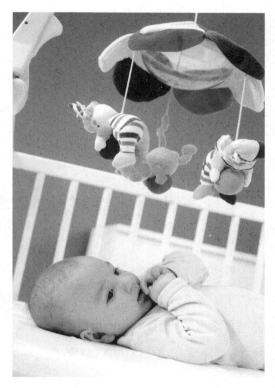

2.用空酒瓶或口盅装上糖水或啤酒放在阴暗处，蚊子闻到甜酒味就会往瓶子里钻，会被糖水或啤酒黏住致死。

3.把蚊子容易滋生和繁殖的地方打扫干净。静水和阻塞的水槽都是蚊子繁殖的地方，蚊虫会在静水中产卵并会很快孵化成幼虫。因此，清除房前屋后及室内积水，可有效防止蚊虫的滋生。

4.父母还可以在宝宝的洗澡水里放入几滴花露水等，洗澡后肌肤上花露水的味道对驱散蚊虫也有一定的功效。

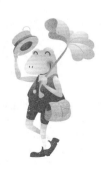

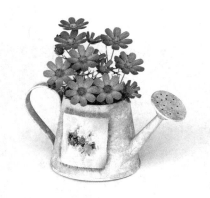

# 宝宝拖延睡觉时间怎么办

很多宝宝在准备睡觉之前都会想办法拖延时间，因为他们知道这个阶段一结束，就要独自躺在小床上，一个人度过夜晚了。因此宝宝会要求妈妈或爸爸再多讲几个故事，想再喝几杯水，或想多去几趟卫生间等。这些要求虽然有的时候会使宝宝显得机灵可爱，可是当他们使用一种极度渴求的语气向精疲力竭的父母再次提出一个要求时，这让很多父母不知如何拒绝是好。

对此，为了避免睡觉时间无休止的推迟下去，也为了避免大人的拒绝可能引发宝宝的愤怒，父母应当提前跟宝宝做好约定。可以这样跟宝宝说："我们今天要讲两个故事，喝一杯水，然后去一趟厕所，拥抱两次，亲两下，最后就说晚安睡觉了。"形成一套常规的程序，然后坚持下去。倘若宝宝提出了更多的要求，你就要跟他解释说："今天只能听两个故事，喝一杯水，去一趟厕所。"也就是简单地再重复一下自己的话。如果宝宝非要问你为什么，那么最好这样回答："因为这是我们睡觉之前要做的事情。"对于这个回答，大多数宝宝都能感到满意。

此外，还有一种有效的方法，那就是"三步法"。首先，承认宝宝的要求，然后说明满足这些要求的限度，最后再用充满希望的语气收场。例如，你可以说："我知道你现在不想睡觉，想听更多的故事，可是现在到了该睡觉的时间了，所以咱们不能再讲故事了。咱们明天早上再讲吧，到时会给你讲更多好听的故事。"

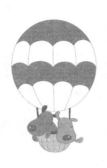

## 宝宝不肯睡，妈妈要冷静

夜晚来临时，也许你已经被宝宝没完没了的要求弄得心烦意乱了，可是需要注意的是，千万不要生气，因为那一点儿作用也没有，那样只会让宝宝很难过，并且上床睡觉的时间也会被拖延，而这正是宝宝所希望的。

因此，当你感觉到自己快要发火时，就赶快跟宝宝说声晚安，然后离开他的房间，或离宝宝的房间尽量远一些，暂时不要理会宝宝的恳求和哭闹。只要你知道他的确没有危险，身上也并没有疼痛的地方，然后想办法让其安静下来就行了。

倘若宝宝跟着你跑出了房间，你就要温柔地把他抱回到床上去，然后要用温和且坚决的语气告诉他："现在到了该睡觉的时间了。"说完之后就转身离开。在宝宝学会自我安慰，不再跑出小床之前，晚上你必须重复很多次这样的动作。不过，只要你态度坚决，宝宝对这个无聊的游戏很快就会感觉厌烦的。如果你们对此感到很苦恼，那么可以试试下面的方法，对解决这个问题或许会有点儿效果。

### 在他小床里放些安全的玩具

这样做可以让宝宝醒来的时候发现这些玩具，然后就被玩具吸引过去，不至于吵醒爸爸妈妈。

当然，玩具的选择也是很重要的。第一，不要选那种容易拆卸的玩具，比如汽车模型之类的，这样很容易让宝宝把玩具上的小零件拆下来，然后放进嘴里吞食。第二，玩具上不能有太多的绳子之类的东西，这样有可能会勒到宝宝的脖子，造成窒息。第三，一定不要放很大的毛绒玩具在宝宝的床里，因为宝宝可能踩着这种玩具，进而翻过小床的护栏，摔到地上去。

### 每天让宝宝自己待一会儿

这样做其实对宝宝是有好处的，如果父母随时都陪在宝宝身边，那宝宝就容易养成依赖心理。每天拿出一些时间，让宝宝自己一个人待在小床里玩耍，这样可以培养宝宝自娱自乐的习惯。

### 在宝宝的房间放一个小闹钟

爸爸妈妈可以在宝宝的房间中放上一个可以放音乐的小闹钟，然后把闹钟响的时间定在自己起床的时候。这样下去就会让宝宝形成条件反射，只要有音乐，爸爸妈妈就会来了。

与此同时，爸爸妈妈要跟宝宝说清楚，在闹钟没有响起来之前，宝宝必须自己一个人玩。

### 把宝宝晚上睡觉的时间向后推迟

此种做法可以延缓宝宝醒来的时间。爸爸妈妈只要把晚上固定的睡前程序往后延长一段时间就行了。

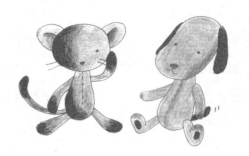

 ## 宝宝开窗睡觉益处多

如果房间的窗户紧闭，那么就会因室内长时间不通风，使二氧化碳增多，氧气减少。当你走进门时，就会闻到一种怪味。如果宝宝长期在这种污浊的空气中生活和睡眠，就会对宝宝的生长发育大有害处。所以，宝宝宜开窗睡眠。

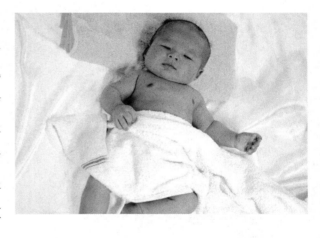

开窗睡眠不但可以让室内外的空气得以流通，提高室内氧气的含量，调节空气温度，还可以增强机体对外界环境的适应能力和抗病能力。宝宝的新陈代谢和各种活动都需要充足的氧气，宝宝的年龄越小，新陈代谢就会越旺盛，而对氧气的需要量也就会越大。由于宝宝的户外活动少，呼吸新鲜空气的机会就会比较少，所以应当以开窗睡眠来弥补氧气的不足，增加氧气的吸入量。如果宝宝在氧气充足的环境中睡觉，就会入睡快、睡得沉，也会有利于脑神经的充分休息。

　　然而需要注意的是，让孩子开窗睡觉应当根据季节调整。睡眠时应当注意室内的温度，一般保持在18℃~20℃。注意开窗的时候不要形成对流风，床也不要靠近窗户。如果遇到小儿有病或者是大风、大雨的天气时，则最好不要开窗睡眠。

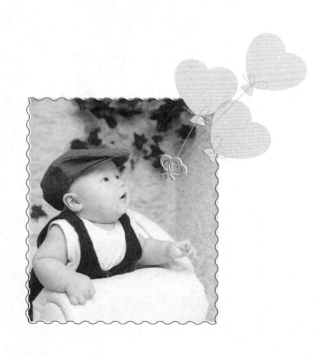

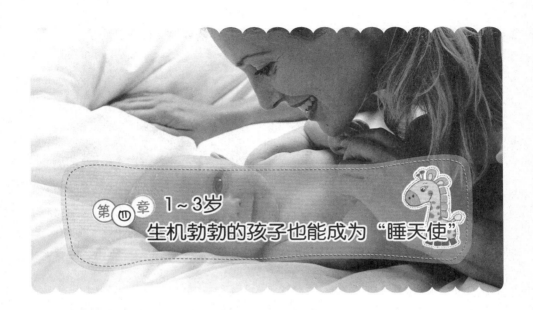

第四章　1~3岁
生机勃勃的孩子也能成为"睡天使"

 **让宝宝坚持平时的作息习惯**

这时的宝宝进入了他人生的第二个年头，夜间他能够连续睡上很长时间。不过此时，宝宝正在经历着许多重要的发展变化，而这些变化在以新的方式影响着宝宝的睡眠。

此时，你也许会发现宝宝常常感到焦虑和不安，这是宝宝成长过程中的一个必然阶段。你能帮助宝宝安然入睡的最好办法就是坚持遵循其平时的作息习惯。这样做，不但能让宝宝感觉踏实放心，并且还能使蹒跚学步的宝宝在经历了一整天的兴奋和各种活动之后安静下来。

然而，倘若你坚持按平时的作息习惯来要求宝宝，可他却坚决反抗，那你就得重新思考，找到适合宝宝的新办法。具体需要注意以下几点：

### 宝宝上床的时间是否太早

如果宝宝正处在蹒跚学步阶段，实在不觉得累的情况下，即使你把他放到床上也是徒劳的。若让宝宝花一个小时的时间才能入睡，不如试着让宝宝晚睡半个小时，看看这样做是否有效。

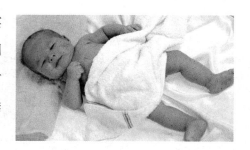

### 不需要陪伴宝宝睡觉

此时你要注意，不要让宝宝对你产生过度依赖。除非宝宝出现了像做噩梦之类的问题，否则宝宝睡觉以后你就不需要陪着他。因为倘若你总是陪其睡觉，那他就会每天都期待你在他身边待着。你可以花时间亲亲宝宝，哄哄或抱抱他，其上床后你还可以去看他几回，跟他道晚安。对于宝宝的问题和要求，不要不理会，但要简明快速地作出回应，然后道晚安，离开其房间。此外，你还可以给宝宝一个毛绒玩具之类的东西，这样宝宝醒着的时候就可以自己玩，不需要你陪着，宝宝玩着玩着，就可能会自己睡着了。

### 培养宝宝对自己房间和床的亲近感

不要让宝宝感觉待在自己的床上是一种惩罚方式。如果你那样做，他就会把上床睡觉当成是一件很不开心的事。你可以让宝宝说说自己的房间怎么样，或问问他把玩具都放在哪了，这些都能让宝宝感觉到床是自己的私人天地。

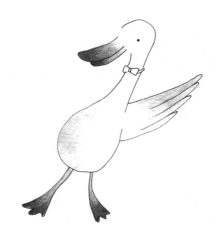

 ## 安排好宝宝的午睡

两岁左右的宝宝，大多数白天都只有一次小睡了，到了3岁时，其中有一小部分宝宝甚至在白天都不再有小睡了。这个变化过程有点儿艰难，所以爸爸妈妈要帮助宝宝平稳度过。

这时，爸爸妈妈应当重新安排、培养宝宝的睡眠时间和作息规律。如果宝宝不睡午觉，可以试着拖延一下宝宝晚上睡眠的时间，20分钟或者半小时都可以；如果宝宝醒来时仍然很有精神，那么以后就可以按照这个时间入睡，因为这样更容易让宝宝睡午觉。

倘若宝宝的睡眠时间比较晚，那么也可以在此基础上提前20～30分钟，这样也可以让宝宝更好地午睡。

上述方法，能够促进宝宝的午睡，可是当这种改变来临时，宝宝也许会不适应，这个时候就需要爸爸妈妈来慢慢减弱改变带来的刺激。因此，除固定的睡前安抚程序外，还要对宝宝进行更多的安抚才行。这样大概一周以后，宝宝就会慢慢习惯新的睡眠时间。

最后，需要注意的是，2～3岁的宝宝，平均的午睡时间大约为2小时，由于个体不同，睡眠时间也存在着差异，从1个小时到3个小时不等。虽然2个小时的午睡时间是标准时间，但是只要大致在这个区间之内，长点儿或短点儿都是可以的。如果宝宝的午睡时间不在这个范围内，但仍然精力充沛，那也是正常的。

 ## 孩子醒得太早怎么办

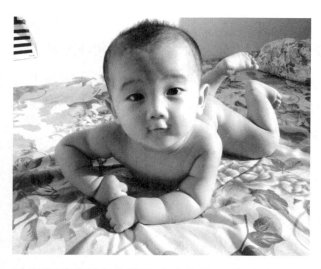

这个年龄的宝宝大多数都喜欢早晨起床以后到父母的房间里去亲热一会儿，不过孩子对"早晨"的理解可能和你的概念相差甚远！因为孩子上床睡觉的时间比你早得多，所以到早晨5：30～6：00时，他很可能已经睡够了。孩子早晨起床早是造成父母睡眠不足的一个常见原因，这些父母还在做梦的时候就被孩子叫醒，当然睡不够啦！

让生气勃勃的孩子在早晨乖乖躺在床上睡觉很可能是不现实的，不过我们还应尽量教会孩子在这种"不适当的"时间段在床上多待一会儿。关键是要让孩子清楚地认识到从什么时候才真正算是一天的开始。虽然天亮是一目了然的提示，不过对于实际情况来说，它太过不确定了。更好的可见提示当然是钟表，不过孩子太小，还不会看时间。你也可以买个特制的钟，比如到了设定的时间就弹出两只耳朵之类。但问题是：你应该设定在什么时间呢？如果孩子出人意料地想多睡会儿，你肯定不想在这时把他吵醒吧！

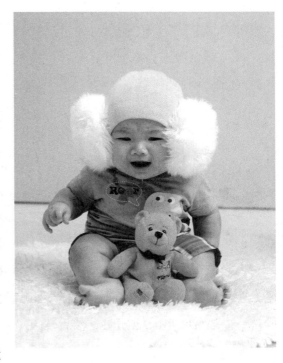

　　一个比较容易的解决方法就是在孩子的房间外面放个带提示音的闹钟或收音机。当孩子提早醒来时，你可以到孩子的房间去，轻轻告诉他现在还是夜里，到处都还静悄悄呢。然后走出房间，打开收音机，再回到房间里，大声欢快地说"天亮啦！"并用音乐吸引孩子的注意力。拉开窗帘或打开灯，然后让孩子起床，开始惯常的早间活动。

　　刚开始这样做的时候，孩子起床的时间会早得离谱，但是到了第二天，你可以先等几分钟，再打开收音机，第三天再稍微延长等待的时间，依此类推。这样，孩子起床的时间就能渐渐拖后，直到你能接受的程度。采取这种方法，孩子很快就会知道，听到音乐声才是到了起床的时间。

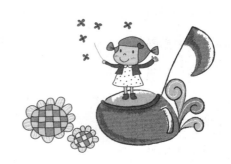

 ## 宝宝夜醒的原因与护理

人类的正常睡眠,一般是由浅睡眠期到深睡眠期再到浅睡眠期,这样反复几个周期构成,宝宝也同样。进入深睡眠,这时宝宝睡得特别熟,不容易吵醒,一般持续70~120分钟,然后转入20~30分钟的浅睡眠,一夜如此交替3~5次。

宝宝的睡眠有其特殊性,与生理发展有着密切关系。婴幼儿时期,宝宝的睡眠时间长,浅睡眠和深睡眠各占50%。宝宝的浅睡眠期到深睡眠期周期很短,而且次数多,并不太能分清昼和夜,特别是出生第一个月的婴儿更是如此。随着宝宝的成长和脑神经的发育完善,其总的睡眠时间相应减少,渐渐养成夜里长睡白天小睡的节律,浅睡眠期到深睡眠期的周期也相应延长,深睡眠时间占总睡眠时间的比例相应提高。专家认为:1~2岁的孩子应该一觉睡到天亮。

宝宝在浅睡眠期有各种动作,睁眼、吸吮、翻身、哭啼等,有的还会转头张望。随着宝宝的长大,白天活动增多,晚间浅睡眠期的表现除了肢体转动外,还会有梦语、夜哭等,但这些动作大多是无意识的,即使睁眼也是无光的。排除生理性原因外,一般几分钟后,又能进入深睡眠期。也有不少孩子醒来后睁着眼睛躺在黑暗中，不声不响，过一会儿自己又睡着了。大部分宝宝即使小便、喝水后，也能很快入睡。

其实孩子和成人的睡眠是一样的。只是宝宝不知道黑夜中必须躺在床上，自我控制和约束能力差，醒来后，有的哼哼唧唧找妈妈，有的哭吵一顿，有的则干脆坐了起来。

而大人碰到这种情况，首先会担心宝宝是不是病了，抱起宝宝仔细检查，或者心疼地又拍又哄，或者问他是不是小便、是不是喝水、是不是想吃奶等，这就喊醒了浅睡眠期的宝宝，使其从迷糊的半梦半醒状态中彻底清醒过来。多次进行后，就造成宝宝夜醒的习惯。

有时宝宝夜间哭闹不停，家长甚至还会拿出白天孩子喜欢的玩具给他，这样就更唤醒了他，于是出现了夜间玩耍的孩子。也有的家长递上奶瓶试试，宝宝叼到了奶头实际是找到了安慰物，而家长却以为他饿了。于是出现了迷迷糊糊、吃吃停停的现象，吃一瓶奶的时间正好是宝宝由浅睡眠期进入深睡眠期的时间。

因此，妈妈在宝宝出现夜醒的情况时，应当注意做到以下几点：

1. 当宝宝在浅睡眠期出现各种动作、声音时，家长可静静地等待5分钟以上，再去关心，让他自行调节进入深睡眠期。千万不要应答、或有大的声响惊醒他。

2. 当宝宝醒来哭叫时，在确定其没生病后，就慢慢放下，但不要说话，用手抚摸、轻拍他，同时关灯。用奶瓶的宝宝可以喝点儿水，但不要让他坐起来。

3. 绝不能和宝宝玩耍，让其继续睡觉，即使他大哭大闹也不要理会。第一次他可能会哭闹好久，但几天后就会安静地睡觉了。

随着宝宝的生理发育，慢慢就会建立起良好的睡眠习惯。当然，宝宝病理性的夜醒则另当别论。

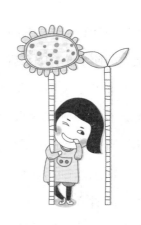

 ## 给宝宝换张大点儿的床

在宝宝两三岁的时候，相对来说比较好动，而且具备了独立站起来走路的能力，因此就算把宝宝床的围栏全部都竖起来，宝宝也可能会从床里爬出来，这样就很容易摔伤。因此，出于安全考虑，应当给宝宝换张大点儿的床。

对于换床，不同的宝宝接受程度也不一样。大多数宝宝都不会排斥换床，但是个别宝宝可能不肯离开熟悉的环境，舍不得离开这个与他幼时有紧密联系的小床。这时你可以帮助宝宝完成从小床转移到大床上这个过程。

首先，你可以尝试开一个"换大床"庆祝会。让宝宝和你一起去商店为自己挑选新床，并选择一些专用的床上用品。注意尽量挑选矮一点儿的床，这样万一他从新床上掉下来，也不会因此而受伤。你要提前一个礼拜就和他多谈这件事。等到了那一天，邀请家人都来参加庆祝会。你的孩子可能对拥有一个大床感到非常兴奋，这样一切都能顺利过渡了。

新床准备好以后，如果有足够的空间，你可以把小床和大床在同一间房间里放几个星期，这样可以帮宝宝很快适应新床。如果空间不允许，你也可以把大床放在原先放宝宝床的地方。

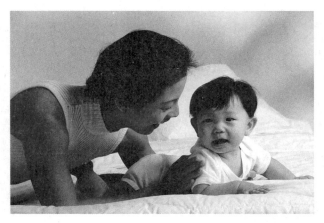

在让宝宝晚上睡新床之前，你要提前让其熟悉新床的情况，你可以让宝宝先在新床上玩几天，也可以在新床上给宝宝讲故事或让宝宝小睡片刻。还可以把以前床上的东西放到新床上，给宝宝营造一种熟悉的感觉，也可以买一床崭新的被单，让宝宝的新床变得更加漂亮。

对于宝宝给你的暗示一定要注意。倘若宝宝对拥有自己的床表现得很兴奋，那么可以把原来的床从其房间里搬出去；倘若宝宝看上去非常不情愿，就要再多给他一点儿时间，他需要时间去适应。

如果宝宝睡得不是很好，你每天晚上可以多陪陪他，多安慰他。但是要告诉他，以后都要睡在这里。如果宝宝睡得很好，就要让他感受到爸爸妈妈是为他骄傲的。

另外，还需注意要保证宝宝在新床上的睡眠安全。你可以采取这些措施：不要在宝宝的房间里放置家具或者大型玩具；就算床的一边是靠着墙的，也要在床的两侧安装上护栏；在床下的地面上铺上一块小地毯或者垫子之类的东西，以防宝宝掉下来后伤到身体。

最后，还需注意，选择在宝宝情绪比较稳定的时期换床也是很重要的。在这几个时期给宝宝换床是不适宜的：在宝宝刚刚病愈时；在刚进行大小便训练的期间；在断奶期间以及在度假开始之前；在宝宝刚刚开始自己的幼儿园生活时期。如果遇到上述几种情况可以稍微拖一拖，直到情况稳定下来再换床。

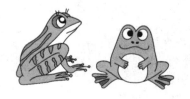

# 宝宝夜里发热怎么办

宝宝的健康牵动着每个父母的心，如果宝宝在夜里发烧更是非常棘手。有的妈妈遇到这样的情况便感到手足无措，宝宝热度这么高，到底该不该叫醒宝宝呢？叫醒宝宝害怕影响其休息，破坏规律的睡眠，如果不叫醒，又怕烧坏了宝宝。

大多数的宝宝患了感冒以后都会发热，这个时候如果不及时治疗，很容易引发支气管炎、肺炎，甚至脑膜炎等严重的疾病。

那么到底多少度才算是发热呢？首先要给宝宝测量体温，看看多少度。测量宝宝的体温分为肛温、口腔温度以及腋下温度等。

健康的宝宝，肛温大约在36.5℃～37.5℃之间，当宝宝的肛温到达了37.8℃以上的时候，就说明宝宝发热了。如果在37.8℃～38.5℃之间，可以给宝宝物理降温，比如在额头上放湿毛巾等。如果肛温在39℃以上，就应该及时去医院就医了。宝宝的腋下温度一般要比肛温低0.5℃，而口腔温度则比肛温低0.3℃，如果宝宝口腔温度在38.2℃以内，腋下温度在38℃以内的时候，就可以采用物理降温。

因此，宝宝在睡觉的时候发热，到底要不要叫醒他，应该根据其体温来决定，如果测量温度后发现宝宝体温在38℃以上的时候，就必须叫醒宝宝了，并设法给其降温。

叫醒宝宝以后，还要注意观察宝宝的精神状态如何。如果宝宝又哭又闹，说明这可能只是由于感冒引起的发热，这种情况并不严重。如果叫醒宝宝以后，宝宝昏昏沉沉的，不哭也不闹，那爸爸妈妈就要提高警惕了，这很有可能是由其他疾病引起的发热，这个时候就不能单纯地用物理降温了，一定要赶快送医院诊治。

给宝宝用物理降温的方法，就是用湿毛巾擦拭宝宝的腋下和四肢，通过蒸发带走热量。还可以给宝宝使用退热贴，退热贴的成分是亲水性高分子凝胶、冰片、薄荷及其他植物挥发油等，利用凝胶内的水分气化，带走部分热量，从而起到降温的作用。退热贴比较适合这个年龄阶段的宝宝使用。

当宝宝发热的时候，饮食上也要注意。一般来说，宝宝发热时都会食欲不佳，不想吃东西。这时可以给宝宝喝一些米汤等流质食物。当宝宝逐渐退热，食欲开始渐渐好转时，可以给宝宝吃一些类似于米粥、鸡蛋羹之类的半流质食物。一定要注意的是，这个时候千万不要给宝宝吃过咸、过于油腻的食物，每顿也不要吃得过多。

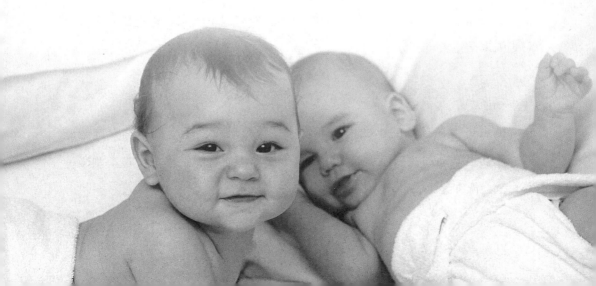

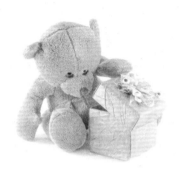

## 宝宝晚上睡觉磨牙怎么办

有的宝宝入睡后,牙齿咬得咯吱响,这与睡眠时口腔内唾液分泌减少,牙齿表面缺乏润滑液有关。

如果长期磨牙会影响睡眠,面部过度疲劳,在吃饭、说话时引起下颌关节和局部肌肉酸痛,张口时下颌关节还会发出响声,这样使宝宝吃饭和说话都会产生负担,大大影响了生活质量。磨牙也会使牙齿本身受到损害。由于牙釉质受到损害,引起过敏,当遇到冷、热、酸、辣时就会发生牙痛。磨牙时咀嚼肌会不停地收缩,久而久之,咀嚼肌增粗,宝宝的脸型发生变化,下端变大,就会影响面容。因此,爸爸妈妈必须重视宝宝睡觉磨牙的情况。

一般来说,导致宝宝夜间磨牙的原因主要有以下几点,爸爸妈妈可以针对病因来防治宝宝磨牙。

### 肠道寄生虫

蛔虫寄生在孩子的小肠内,不仅掠夺营养物质,还会产生毒素刺激肠道,使肠道蠕动加快,而引起消化不良、脐周疼痛、睡眠不安。毒素刺激神经,就会使神经兴奋而产生磨牙。

另外，蛲虫也会引起磨牙。蛲虫平时寄生在人体的大肠内，孩子入睡以后，蛲虫会悄悄地爬到肛门口产卵，引起肛门瘙痒，使孩子睡得不安稳，出现磨牙。

应对策略：给宝宝驱虫。平时养成良好的卫生习惯。

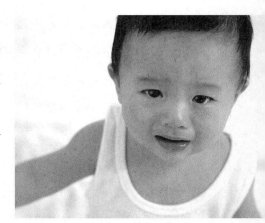

### 晚餐吃得过饱

晚餐吃得过饱，或者临睡前加餐，不仅影响营养素吸收，而且增加胃肠道的负担。宝宝入睡时，胃肠道里还积存着大量没有被消化的食物，整个消化系统就不得不"加夜班"，连续工作，甚至连咀嚼肌也被动员起来，不由自主地收缩，引起磨牙。

应对策略：不要在临睡前让宝宝吃得过饱，要多吃清淡的食物，尽量避免吃油腻、难消化的食物。吃饱后稍微待上一会儿再让宝宝上床睡觉。

### 缺乏维生素D

患有佝偻病的宝宝，由于体内钙、磷代谢紊乱，会引起骨骼脱钙，肌肉酸痛和自主神经紊乱，常常会出现多汗、夜惊、烦躁不安和夜间磨牙。

应对策略：在医生的指导下给宝宝补充维生素D、钙剂，平时多晒太阳，夜间磨牙情况会逐渐减少。

### 精神因素

有少数宝宝平时并不磨牙，但如果临睡前听了刺激的故事，或刚看完恐怖、紧张的电视动画片后，由于神经系统过于兴奋，也会出现夜间磨牙。另一个原因是压力大，比如不适应幼儿园的生活、害怕班里的某个小朋友、与父母或者家人争吵等，都会令宝宝的精神紧张，导致晚上睡觉磨牙。此外，一些过度活跃的宝宝也会发生夜间磨牙。

应对策略：睡前不要让孩子看那些过于刺激的电视。经常和老师、孩子沟通，如果孩子有心结，要及时地帮其解决，解除其心理压力。

另外，如果宝宝白天精神很紧张，家长要及时开导宝宝，多哄哄他，不要让宝宝睡前一个小时做剧烈的运动，这样就不会导致其睡前精神紧张，舒缓的睡眠会减少磨牙发生的概率。

### 牙齿排列不齐

咀嚼肌用力过大或长期用一侧牙齿咀嚼，以及牙齿咬合关系不好，发生颞下颌关节功能紊乱，也会引起夜间磨牙。而且，牙齿排列不整齐的孩子，他的咀嚼肌的位置也往往不正常，晚上睡觉时，咀嚼肌常常会无意识地收缩，引起磨牙。

应对策略：定期带孩子去看牙科医生，根据医生的建议做牙齿矫正和治疗。

### 睡眠姿势不好

如果宝宝睡觉时，头部经常偏向一侧，会造成咀嚼肌不协调，使受压的一侧咀嚼肌发生异常收缩，因而出现磨牙。

如果宝宝睡觉呈俯卧姿势，面部会全部贴在枕头上，这样其鼻孔和嘴难免会部分受堵，这样就会妨碍呼吸，同时宝宝的胸部也会贴紧床面，阻碍胸廓的扩张，从而影响肺活量，这样时间长了就会造成身体缺氧和二氧化碳的滞留。脑组织对这种状况最为敏感，这必然会影响到大脑皮质和皮质下中枢的功能，时间久了就会造成阵发性咬肌痉挛，颌关节肌肉和韧带收缩，这样磨牙的状况就会出现了。如果这时候还不加以纠正，还可能会导致牙齿磨损、松动和牙周病，严重的时候还会造成颞颌关节功能紊乱。

另外，宝宝晚上如果蒙着头睡觉，由于二氧化碳过度积聚，氧气供应不足，也会引起磨牙。

应对策略：如果发现宝宝睡姿不好，一定要帮助其及时调整。平时不要让宝宝养成蒙头睡觉的习惯。

最后，需要父母注意的是，夜间磨牙是由多种因素引起的，只有排除上述各种原因，纠正不良的生活习惯，宝宝磨牙的症状才会逐渐好转。

有些宝宝的磨牙与其成长和发育关系密切；还有一些宝宝磨牙实际上是他们对疼痛（如耳痛或牙痛）的一种反应。和搓揉酸痛肌肉一样，宝宝磨牙也是缓解疼痛的一种本能。随着宝宝年龄的增长，这种现象就会自动消失。

如果宝宝经常磨牙的话，应该去口腔科检查一下，因有些口腔疾病也会引起夜间磨牙。

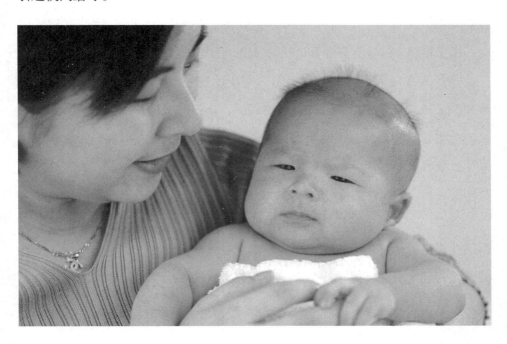

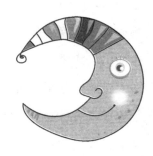

 # 宝宝睡觉盗汗怎么办

人体皮肤上的汗腺分泌是由自主神经（交感神经及副交感神经）所控制的，此两者在功能上可以说是互相牵制（相反）的。

"出汗"主要是由交感神经兴奋造成的，而副交感神经兴奋就会抑制排汗。最常见的出汗情况是当体温过高或运动时，血液循环加速，为了散热，皮肤上的汗腺张开，此时汗液就会不断地由体内排出。而当幼儿剧烈哭闹时，由于精神亢奋也会有全身出汗的现象，就是所谓的"盗汗"。

一般人在白天清醒的时候，因为要不断应付外界各种刺激及变化，交感神经会很兴奋（神经紧绷）；而睡着后，体内的交感神经控制尚未完全放松，此时相对的副交感神经显得比较弱，所以容易出汗。因此白天工作过于紧张，夜晚就容易盗汗。我们每个人都会偶有"夜睡出汗"的经验，这并不是病态，是一种身体的暂时反应而已。

多数小宝宝睡觉时盗汗都是正常的，原因有几个：一是可能睡前吃的东西还在胃里消化，由于胃在工作，导致全身血液流动加快，引起出汗，还有就是因为宝宝睡觉前运动或是大脑神经兴奋，入睡后要一定的时间来平复，大概需要的时间是2~3个小时。需要注意的是，宝宝午睡后，如果衣服湿

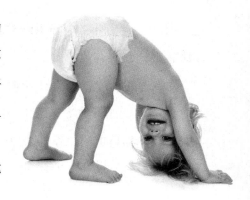

了，要及时给换上干的。晚上宝宝刚入睡的时候，要盖得少一点儿，随时注意宝宝热不热，下半夜则可以盖得多一点儿，宝宝最好睡自己的小被子，不要和大人一起睡，大人挨着宝宝会让其更热。

另外，一定要注意某些疾病导致的睡觉盗汗，比如心脏病、糖尿病（低血糖时）、结核病或睡眠时呼吸不顺畅，由于身体内在的压力（病变）促使交感神经始终处在紧张状态，也会出现夜睡盗汗或是手脚出冷汗的现象，此则为长期的症状。父母如果不放心，可以带宝宝到儿科诊所或医院检查，听听心跳声是否异常、摸摸肚子有无肿块（瘤）、上呼吸道是否通畅或有无过敏体质等，以消除心中的疑虑。

 ## 宝宝睡觉时睁着眼睛正常吗

宝宝睁着眼睛睡觉是正常的，只是看起来有点儿怪。医学术语上把睁眼睡觉叫眼睑闭合不全，俗称"兔眼"。如果你的宝宝睁着眼睛睡觉，这不会对他造成什么伤害，也并不表示他有睡眠问题。这种现象在宝宝中很常见。不过，大多数宝宝到12～18个月大的时候，就不会这样了。没有人确切地知道，有些宝宝为什么会睁眼睡觉。相关的研究也很少。有可能与宝宝的快速动眼睡眠比较多有关。

如果你的宝宝持续几个小时都睁着眼睛睡觉，或者他18个月大以后还经常这样，建议你带他去看医生。在极少数情况下，宝宝眼睛不能正常闭合可能是眼皮畸形造成的。除了这种情况外，宝宝睡觉睁眼没有什么可担心的。

 **别让宝宝湿发睡觉**

很多妈妈都会在晚上宝宝睡觉之前，给其洗上一个温水澡，这样不但能让宝宝干干净净，而且还能让其拥有好睡眠。可是有些妈妈往往会忽略一些小细节，最常见的就是让宝宝湿发睡觉。

这是由于妈妈们以为宝宝的头发稀薄，洗发后会自然风干，所以从来没有考虑宝宝有干发的需要。要知道宝宝的生长速度是非常快的，头发也会很快由稀薄变得浓密，所以不把头发吹干就去睡觉是一种特别不好的习惯，头发又湿又凉，会让宝宝产生不舒服感。而且从中医的角度来看，湿发睡觉更容易让人患上伤风、头痛等，会有碍身体健康。

所以，在家中配备一把儿童专用的小电吹风是非常必要的，而且还可将吹发过程演变成一种时尚的亲子游戏，妈妈替宝宝干发，宝宝又替妈妈干发，其乐无穷。

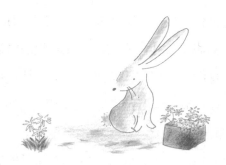

 ## 对待宝宝赖床，妈妈有妙招

很多宝宝都有赖床的毛病，特别是到了冬天，谁都不想离开温暖的被窝，磨磨蹭蹭要拖很久才会起来，而且逼急了还会哇哇大哭。

### 宝宝赖床有原因

实际上，宝宝赖床也是有很多原因的，并不只是单纯的怕冷。据儿科专家讲，宝宝赖床最常见的原因主要有以下几个：

1. 睡眠不足：如果晚上睡得太晚，就会造成睡眠的时间不足。通常1岁以上的学步儿每天所需要的睡眠时间较长，所以请不要让宝宝养成晚睡的习惯。

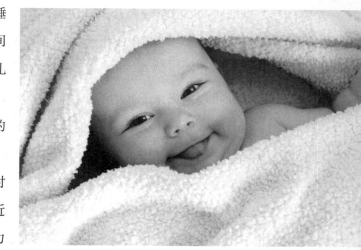

2. 午睡过久：宝宝午睡时间太长，或睡午觉的时间接近傍晚，都会让宝宝在晚间精力

旺盛，到了就寝时间也睡不着，于是间接造成晚睡、睡不饱的状况。

3. 睡不安稳：有些宝宝在睡觉的时候会有踢被子、翻来覆去或磨牙的情形，这时家长要多多留意，看宝宝是否存在情绪上的问题或身体不适，或是有其他环境因素干扰了宝宝的睡眠质量。

4. 噩梦干扰：小宝宝也会做噩梦，一旦惊醒就很难再入睡，即便能够再睡着，睡眠质量也大大下降。而除了做噩梦之外，还有很多原因会导致睡眠障碍，比如担心害怕、心理压力大或身体不适等。

5. 排斥去幼儿园：已上幼儿园的宝宝，如果被其他小朋友欺负或者被老师批评，也有可能通过赖床来抗拒去幼儿园。

### 对付宝宝赖床的小妙招

宝宝赖床，爸爸妈妈一定要正确对待，不能因为心急而乱发脾气，要知道，这个年龄段的宝宝的生活规律依旧是大人在控制，所以爸爸妈妈要耐心地引导。

下面就教给爸爸妈妈们一些小妙招：

1. 家长要以身作则：从小就让宝宝在固定时间上床睡觉，养成规律的作息习惯。另外，只要就寝时间一到，父母即便还有很多事要忙，也应该先停下手边的事，在床边陪着孩子，趁着入睡前的时间和宝宝聊聊天、讲讲小故事，一方面可以增进亲子互动的机会，另一方面可以放松宝宝睡前的情绪，有助于提升睡眠质量。然而，当宝宝就寝时间一到，有些家长只是急着赶宝宝上床睡觉，而自己的眼睛却还紧盯着电视，或者还在忙东忙西。其实，家长这种做法会让宝宝有"孤单"和"不公平"的感觉，而且会产生"为什么只让我去睡觉，而你们却不睡"的疑问，再加上宝宝对成人的活动本来就充满好奇，所以也就更降低了睡觉的意愿。因此，只要到了就寝时间，全家人最好都能暂停正在进行的活动，帮助宝宝营造良好的入睡气氛。

2. 要控制好宝宝的午睡时间：宝宝睡午觉的时间不宜过长，也不要在接近傍晚的时候还让宝宝睡午觉。以幼儿园来说，午休时间通常是下午1～2点，如果让宝宝在下午睡得太久或太晚才午睡，那么宝宝很容易在晚上变成精力旺盛的小魔头，等他筋疲力尽入睡后，第二天早上势必又得花一番工夫才能把他从床上拉起来。所以，请家长不要以为宝宝午觉睡得越久越好。

3. 找出情绪波动的症结：宝宝有时会因为身体不适或情绪上的不稳定而影响睡眠品质。其中身体上的异常状况比较容易观察，需要父母多加留意的是情绪上的问题。有些宝宝年纪还小，表达能力还不是很好，如果在幼儿园或日常生活中受到挫折，就不知道该如何表达，再加上父母没有多加留意，那么宝宝受伤而无法抒发的情绪便会更间接反映在睡眠品质上。因此，一旦遇到类似宝宝有心病的情形，应该适时找时间和宝宝聊聊，尽快找出问题的症结所在。

4. 终结噩梦来源：宝宝做噩梦最常见的原因是怕黑。对于怕黑的宝宝，不妨在宝宝的房里添置一盏小夜灯。如今市面上出售的夜灯有许多可爱的造型，如果情况允许，还可以让宝宝挑一个自己喜欢的卡通造型夜灯，在睡觉时有可爱的夜灯散发着微弱光芒来陪伴自己，会让宝宝感到安心不少。

此外，家长也可以在就寝前和宝宝玩光影游戏，通过光线和手势的变化让影子呈现出各种不同的面貌，这个好玩的游戏也能有效降低宝宝怕黑的心理。

5. 留出发泄时间：如果宝宝确实对起床有严重的抵触情绪，只要一被吵醒就会大哭大闹，而且上述各种方法都不太管用时，那么家长就只好提前叫宝宝起床，先让他发泄一通再说。在宝宝哭闹的时候，家长不要去责骂他，就试着让他一个人宣泄情绪好了，等宝宝闹劲过后再去安抚他。同时要注意，在宝宝发泄的这段时间里，爸爸妈妈通过尽量处理一些其他事情，以显示对其哭闹并不是过分地关注，宝宝在此情况下，也就会逐渐停止哭闹了。

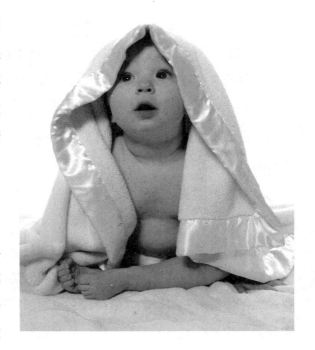

最后需要强调的是，为了改善宝宝赖床的习惯，除了对宝宝有必需的要求之外，家长的心态和处理方式也要多加注意，先给宝宝一点儿缓冲时间，态度不要过于急躁，只要温柔坚定地去执行既定策略就可以了。

## 如何防止宝宝尿床

宝宝经常在夜间尿床是一件让家长感到非常头疼的事，但并非不可避免。宝宝夜间尿床是因为这个年龄的孩子，在熟睡时不能察觉到体内发生的信号。因此，1～2岁宝宝夜间尿床是正常的生理现象，为减少夜间尿床的次数，使宝宝2~3岁以后不再尿床，父母可以采用以下办法预防：

1. 要给宝宝安排一个合理的生活作息表，让其生活形成一定的规律，保证宝宝得到充足的休息，以避免因过于疲劳，在夜间熟睡后而尿床。夜间睡眠太熟的宝宝，白天一定要睡2~3个小时。

2. 晚餐进食不能太稀，少喝汤水，以减少尿量。晚餐的饭菜也不要太咸，以免睡前大量喝水，使夜尿增多。

3. 白天要训练宝宝有意识地控制排便的能力，不要过于频繁地把尿，这样可使宝宝膀胱的充盈度减小，有一点儿尿就有便意，而频繁地小便。当宝宝要小便时，可酌情让其主动等几秒钟再小便。教宝宝排便时自己拉下裤子，也可培养有意控制排便时间的能力。另外，长时间用"尿不湿"或"纸尿裤"，不利于小儿形成良好的排便习惯。因此，应教幼儿学会控制排尿，训练孩子排尿方法。要知道这个年龄阶段是培养小儿夜间不尿床的过渡时期，应当把握好。

宝宝1~2岁自己就能排尿，也会坐盆，但父母应注意观察孩子的排尿次数和间隔时间，以掌握规律并提醒孩子坐盆。在习惯未养成之前，宝宝有时尿湿了裤子，父母不能因此而加以责备；当宝宝主动说要撒尿并坐盆排便时，父母要及时表扬"真是好孩子，学会自己大小便了"等鼓励性话语。即使宝宝养成了习惯，学会坐盆排尿，但有时也会因玩耍，忘了坐盆排尿，或尿湿裤子，此时父母应对孩子说："不要紧，下次记住有尿自己去坐盆，就不会尿裤子了。"这样不会给孩子增加压力。

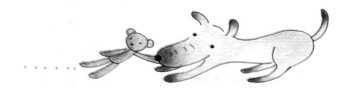

 ## 如何对付宝宝蹬被子

很多爸爸妈妈为宝宝蹬被子而发愁。为了预防宝宝因蹬被子而着凉，爸爸妈妈往往会在夜间多次起身"查岗"。而且，就算你百般关注，还是有疏忽的时候，蹬被子的后果依然不时出现——宝宝感冒或腹痛、腹泻了。

其实，要想解决宝宝蹬被子的问题，就必须找出宝宝蹬被子的原因，并采取相应的措施，只是一味地"查岗"是远远不够的。

宝宝蹬被子大多有以下几点原因：

1. 被子太过厚重：因为总担心宝宝受凉，所以给宝宝盖的被子大多都比较厚重。其实除3个月以内的小宝宝的大脑内的体温调节中枢不健全，环境温度低（如冬天）时需要保暖外，绝大多数宝宝正处于生长发育的旺盛期，新陈代谢率高，比较怕热；再加上神经调节功能不成熟，很容易出汗，因此宝宝的被子应盖得比成人少一些为宜。

如果宝宝盖得太厚，感觉不舒服，睡觉就不安稳，最终只有蹬掉被子后才能安稳入睡。而且，被子过厚过沉还会影响宝宝的呼吸，为了换来呼吸通畅，宝宝会使劲把被子蹬掉，结果使得宝宝因夜间长时间完全盖不到被子，而受凉。因此，给宝宝盖得太厚反而容易让宝宝蹬被子受凉；少盖一些，宝宝会把被子裹得好好的，蹬被子现象也就自然消失了。

2. 睡眠时感觉不舒服：宝宝睡觉时感觉不舒服也会蹬被子。不舒服的常见因素有：穿过多衣服睡觉、环境中有光刺激、环境太嘈杂、睡前吃得过饱，等等。这样，宝宝会频繁地转动身体，加上其神经调节功能不稳定，情绪不稳或出汗，结果将被子蹬掉了。

3. 感觉统合失调：正常人的大脑皮层对所接受的感觉信息，包括视觉、听觉、嗅觉、触觉、味觉、皮肤感觉、体位感觉等，会进行汇总分析后作出恰当的反应，这个过程就是感觉统合作用。大脑皮层发出的信息正确，身体的协调性就好。反之，如果宝宝对所接受的各种感觉信息不能作出恰当的反应，即感觉统合失调，身体的协调性也就差了。

部分蹬被子的宝宝存在感觉统合失调，表现为当身体处于睡觉体位时，大脑内的睡眠指挥信号不通畅，大脑皮层的兴奋性仍不能降低，宝宝往往还同时有多动、坏脾气、适应性差和生活无规律等特点，所以睡觉体位和盖在身上的被子不能成为安稳睡觉的信号，尤其是身上的被子稍热就很不舒服，便用蹬被子来缓解。

针对以上原因，爸爸妈妈可以采用下面的方法来解决：

1. 被子要轻柔、宽松：有时你可能也觉得宝宝盖得太厚或者被子过重了，需要减轻一点儿，但真做起来却又会情不自禁地给宝宝多盖一些，总是担心宝宝着凉感冒，所以你首先要自己打消这种顾虑。

不妨做一个实验，看什么样的被子宝宝睡觉最安稳。第一天先按你的想法盖被子，四周捂严实；第二天稍减一些被子，四周放宽松；第三天再减一些被子，脚部更轻松一些。每天等宝宝睡熟2~4小时后观察情况，你会发现，被子越厚，四周越严实，宝宝蹬得越快。所以，建议你给宝宝少盖一些，宝宝就会把被子裹得好好的，蹬被子现象自然消失。

2. 去除引起宝宝睡眠不舒服的因素：除少盖一些让宝宝舒服外，还要注意睡觉时别让宝宝穿太多衣服，穿一层贴身、棉质、少扣、宽松的衣服睡觉是比较理想的。此外，宝宝睡觉时还应避免环境中的光刺激，要营造安静的睡觉环境，睡前别让宝宝吃得过饱，尤其是别吃含高糖的食物等。总之，尽量稳定宝宝的神经调节功能，使宝宝少出汗，从而避免蹬被子。

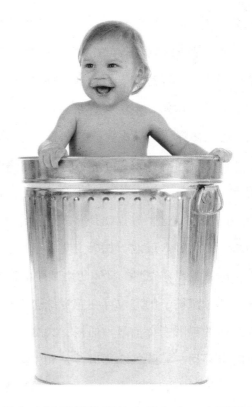

3. 心智运动训练：对于没有上述原因，却蹬被子明显，尤其是同时伴有多动、坏脾气、适应性差和生活无规律等特点的宝宝，有可能是感觉统合失调的缘故。此时，需要以有效的心智运动来改善宝宝大脑皮层对睡觉体位和被子的感觉信息反应，发出正确的睡眠指挥信号。

具体方法：每晚睡觉前，先指导宝宝进行爬地推球15～20分钟，然后挺胸变换走步。你也可简单地在地板上画出红、蓝两条直线（两线距离以10厘米为宜），然后让宝宝沿线走20分钟以上（可选择两足交替走、单足跳行、双足直向跳行、双足横向跳行和双足前后向跳行等多种方式）。只要坚持引导宝宝做，就会有意想不到的大收获——你会发现，宝宝不仅不蹬被子了，而且多动、坏脾气、适应性差和生活无规律的现象也逐渐消失了。

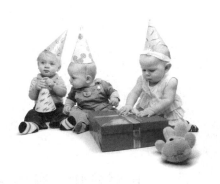

 **宝宝睡觉擦腿要留意**

有的宝宝在睡觉的时候总是两腿夹住一只手用劲，直到累得满头大汗，睡着为止。这是怎么回事呢？

宝宝习惯性擦腿动作，多见于一两岁以后的宝宝，多发生在躺在床上入睡或睡醒后。起因是宝宝可能偶尔因阴部发痒导致的摩擦，而体会到一种快感，于是就有意识地重复这一动作。

对于这种现象，你不必过于焦虑紧张，也不要责骂宝宝。首先，应当看看宝宝的阴部有无红肿、湿疹，男孩子是否包皮过长而有包皮炎，晚上的时候观察一下肛门口有没有白线虫。晚上最好让宝宝疲倦后再上床睡觉，醒后立马起床，以避免发生这种行为的条件。睡觉的时候，被子不要盖得太多，裤子不要太紧。当宝宝发生这种动作时应当分散其注意力，避免发展成为习惯性动作。这种不良现象是可以慢慢消除的。如果不能纠正，可咨询医生。

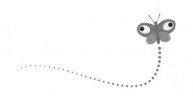

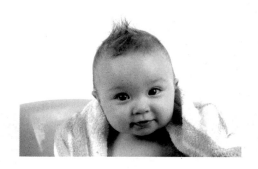

 ## 选对食物，有助宝宝睡好觉

对于生长发育期的孩子来说，"睡"和"吃"是他们生活的重要组成部分。如何将这两项结合起来，让科学的饮食帮助宝宝拥有更良好的睡眠呢？

《内经》指出："胃不和则寐不安。"明确了睡眠与饮食消化的密切关系。中医历来有"药食同源"的说法，所以宝宝的睡眠质量可以通过饮食调理来提高。

宝宝的生长发育需要全面丰富的营养，因此饮食的多样化很重要，可保证各种营养的平衡。另外，父母要避免在晚间给宝宝吃不利于睡眠的食物，如果宝宝的睡眠不太好，可以适当给他吃一些有安神作用、能促进睡眠的食物。

### 有助于睡眠的食物

1. 莲子：莲子味清香，营养丰富。去皮、心后称为莲肉，具有养心、补脾、益肾等功效。生用补心脾，熟用厚肠胃，能治心悸、失眠、脾虚、腹泻等症。莲子心带有苦味，善治心神不宁，对少眠多梦的宝宝有效，可给宝宝少量服用。

2. 金针菜：金针菜又叫黄花菜、忘忧草，性甘凉，具有清利湿热，退黄利水、凉血等功效。根据中医"天人相应"和阴阳消长理论，金针菜有昼开夜合的特性，能顺应自然界阴阳消长规律，而与人日落而寝、日出而作的睡眠规律同步。临床应用也证实，金针菜有安眠功效，是一种上乘的佐眠营养食品。可以给宝宝少量食用。

3. 核桃：核桃富含脂肪、蛋白质、卵磷脂和微量元素，其中脂肪和蛋白质是大脑最好的营养物质，有治疗神经衰弱、健忘、失眠、多梦等作用，故有"健脑之神"的美誉。

4. 红枣：红枣营养丰富，含糖量高。维生素C含量比苹果和桃子都高。蛋白质含量几乎是百果之冠。红枣性平味甘，有养胃健脾、益气安神的功效。

5. 小米：在众多食物中，色氨酸含量高的食物首推小米。色氨酸能促进大脑神经细胞分泌出一种使人欲睡的神经递质——五羟色胺，而且小米富含淀粉，食后使人产生温饱感，可以促进胰岛素的分泌，提高进入脑内色氨酸的量，所以说小米具有和胃安眠的功效。

### 不利于睡眠的食物

以下食物不利于宝宝睡眠，所以大人应当注意谨慎给宝宝食用。

1. 油腻的食物：油腻的食物会影响肠胃的消化吸收，使神经中枢处于工作状态，不利于入睡。

2. 含咖啡因的饮料或食物：咖啡因会刺激神经系统，也会减少褪黑激素的分泌（这种脑部松果体分泌的荷尔蒙，具有催眠作用）。

3. 辛辣的食物：辣椒、大蒜及洋葱等辛辣的食物会造成某些人出现胃灼热及消化不良的情况，进而有可能干扰睡眠。

### 饮食好习惯有助宝宝入睡

良好的饮食习惯有助于睡眠，这主要是指晚餐方面，因此宝宝晚餐要注意以下事项：

1. 不宜过饱：如果宝宝晚饭吃得过饱，或在睡觉前吃零食，食物得不到消化就上床睡觉，会增加胃肠负担，容易导致宝宝卧在床上难以入睡。

2. 不可饥饿：饥饿同样使人难以入睡。建议给宝宝吃一些含蛋白质的食物，可以避免宝宝半夜太饿而醒来。

3. 少食肥甘厚味：鸡、鸭、鱼、肉等肥甘厚味摄入过多，常常会影响胃肠道对食物的消化吸收。如果晚餐摄入了大量的肥甘厚味，可适当活动一下，如带孩子去散散步或做一些游戏，以促进食物的消化与吸收。

4. 时间安排合理：晚餐和就寝的时间安排是否合理，与能否安静入睡有十分密切的关系。一般认为，晚饭应安排在睡前4小时左右。

5. 临睡前不吃产气食物：产气食物在消化过程中会产生较多的气体，等到睡觉前，消化未尽的气体会产生腹胀感，妨碍正常睡眠。"产气食物"有：豆类、红薯、芋头、甘蓝菜、茄子、芋头、玉米、面包、香蕉、柑橘类水果等。

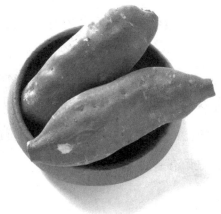

**"金质睡眠"多，宝宝情商高**

　　美国明尼苏达大学心理学家辛普森和同伴们用20多年的时间对78个人进行了心理追踪调查，发现了一个很有趣的结果，即从宝宝性情可预定成年后的恋爱表现。

　　结果表明，根据一个12个月大宝宝的性情举止的表现，就可以在很大程度上预测他在21岁后是什么类型的恋人。辛普森介绍："如果一个人在1岁的时候表现得过于焦虑，很可能这个人在今后的生活中将不善于交际。在他成年后的恋爱过程中，比其他人会有更多的负面情感。"但这仅仅是宝宝性情对成年人格发展影响的其中一部分，在当今"沟通"无所不在的社会，每个家长都知道好的情商比智商对孩子的成长有更重要的意义，甚至情商对智商的发展还有着不容忽视的促进作用。

　　所以现在越来越多的家长开始注重从小培养宝宝的情商，比如带他们参加集体活动，到不同环境中学习跟别人沟通交流。但在活动中，很多家长会苦恼：为什么我的孩子没有兴趣跟别人交往？家长们发现在互动沟通中，孩子往往显得反应很冷淡迟钝，容易焦虑、不耐烦，甚至是麻烦制造者。有的家长会归咎于宝宝的个性，或教育不得法，却不知这样的表现有可能是夜间睡眠时间不足造成的！北京市儿童医院的刘玺诚教授讲道："其实这是婴幼儿睡眠不足引发的症状之一，称为'嗜睡到异常活跃'。"

"不对呀，我的宝宝每天晚上都有10～12个小时的睡觉时间，怎么还会睡眠不足呢？"有些家长感到很迷惑，他们认为睡眠充足就是保证自家宝宝每晚的睡眠时间，却忽略了另一个重要因素：除了睡眠时间的保证，深层睡眠的持续时间更为关键。如果宝宝在夜间睡眠时受到干扰而经常苏醒，比如检查尿布、更换尿布，这些宝宝夜间睡眠中断次数多、睡眠中断时间长，从浅层睡眠转为深层睡眠需要花上更多的时间。临床调查证实，80％以上的宝宝在更换尿布的过程中会被打断睡眠，被叫醒后宝宝往往要花上15分钟左右才能重新入睡，如果一晚3次更换尿布，则平均会浪费掉1个小时的睡眠时间！

现在，很多家长都开始意识到，要保证好的睡眠关键要让孩子每晚多30分钟深度睡眠，这30分钟往往被称为"金质睡眠"时间，它有助于婴幼儿在白天的社会交往中和面对环境刺激时反应灵敏。一般而言，1～2岁的宝宝每天要睡10个小时以上，只要少睡半个小时，就会影响到第二天的情绪。而宝宝神经系统发育未成熟，睡眠不足更加重对脑部的刺激，白天活动时反应迟缓，对学习过的东西记忆模糊或者很难察觉周围环境的变化。所以很多父母很注意创造良好的睡眠条件，保证一整夜不用吵醒宝宝。

总而言之，家长如果发现宝宝出现各种性格问题，不必轻率抱怨宝宝的先天个性不好，或担心自己的教育方法出了问题，可先留意宝宝是否有充足的"金质睡眠"，平时要注意宝宝的营养状况，以及创造良好的睡眠条件，每晚多出30分钟的深度睡眠，才是培养快乐聪明"优质宝宝"的"圣经"。

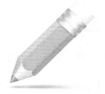

 ## 宝宝旅行如何不晕车

节假日期间，很多父母会带上宝宝一起出游。但在长途旅行过程中，宝宝往往比成年人更容易晕车。如何预防宝宝晕车，成了不少家长普遍关注的问题。

专家指出，在外出旅游的过程中，如果儿童睡眠不足、胃肠不好或患发烧、感冒等疾病，都容易引起晕车症状。因此，家长应在旅途中特别注意以下事项：

首先，乘车前不要让宝宝吃得太饱、太油腻，也不要让宝宝饿肚子。如果早上没有吃好或者没有吃饱，宝宝的胃中就会缺少能量的供给，再加上一路颠簸，就很容易晕车。

其次，如果宝宝睡眠不足，会影响脑部供血和供氧，容易诱发晕车症状的出现。因此，在出门的前一天，一定要让宝宝早睡，保证充足的睡眠。

再次，很多家长在带着宝宝出行时，为了怕孩子会在途中哭闹，在上车前就为宝宝准备了许多零食。然而，如果宝宝在乘车时吃的零食过多，食物在胃中膨胀不易消化，很容易造成血液循环减慢，影响脑部供血和供氧，从而诱发晕车症状出现。因此，家长应少携带零食，尽量用白开水、果汁、酸奶等一些饮料替代零食。

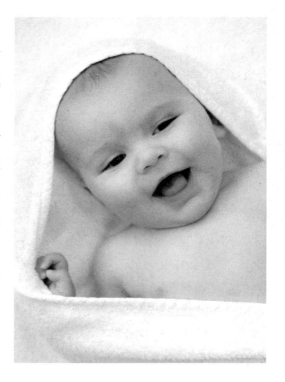

此外，应为宝宝配备安全舒适的儿童座椅，并打开车窗，保持车内空气流通。尽量不要在车厢内抽烟。妈妈要注意不要涂抹香气很浓烈的化妆品或香水。另外，如果宝宝有过晕车经历，在乘车前可以遵医嘱服用小剂量的晕车药物或贴脐贴。

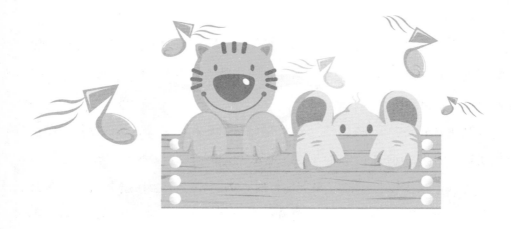

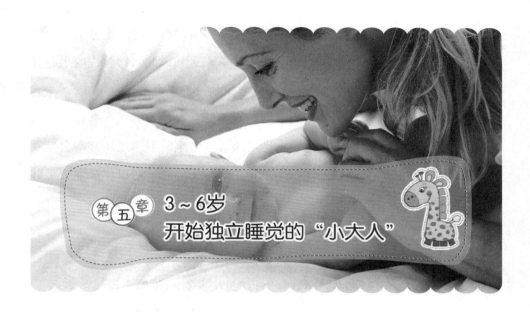

 **学前阶段的睡眠特点**

现在，宝宝已经度过了蹒跚学步阶段，他已经长大了。在这个阶段，宝宝白天可能会忙个不停，到处活动，所以晚上时相对来说会睡得比较安静，不过有时候宝宝会被自己的梦惊醒。

这个年龄段的大部分孩子在晚上会睡10～12个小时。此外，这个年龄的宝宝，一般晚上就不会再醒了，因为大部分的学龄前孩童已经学会了自己重新入睡。而且他们也开始能够记得自己做过的梦了，还会用很生动的语言向你描述梦的情景。关于梦的具体内容，你不要太过认真，除非你的孩子似乎身陷其中不能自拔。

学龄前孩子在睡觉的问题上仍然会有反复:有的时候他会十分抵制上床睡觉,有的时候他会一次又一次地从床上跳下来,并以此来检验你的耐心程度;与从前有所不同的是,现在他会同你争论和讨价还价了。

如果这时的宝宝在白天常常表现得烦躁不安、容易发脾气,那么很可能是由于他夜间睡眠不足而导致太过疲劳的缘故。宝宝睡眠不足还常常会导致其出现攻击、冲动、多动以及注意力不集中等行为问题,所以保证宝宝足够的睡眠时间十分重要。

**温馨小提示**

安排好孩子放学后到吃饭前的时间很重要。一般幼儿园放学都比较早,孩子回家后离吃饭还有一段时间,如果孩子在这期间零食吃得较多,就会影响他的晚餐,晚饭吃不下必然造成睡眠之中被饿醒。因此,家长要控制孩子的零食,如果怕孩子饿,可将晚饭时间略微提前,饭后可适当吃些水果。

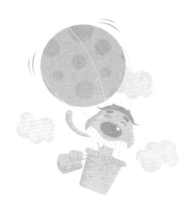

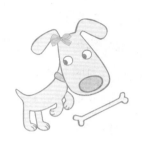

 **帮宝宝改变不肯睡觉的习惯**

对于学龄前的宝宝，你可能会经常遇到这样的难题，宝宝因为沉湎于自己的各种活动中，而不愿意上床睡觉，这是非常常见的。其实，他也是在试探，看看自己到底能在多大程度上违反大人作出的规定。

当然，也许还有其他原因使得宝宝不愿意上床，比如害怕黑暗或者是想象中的妖怪等。

同睡觉相比，宝宝无疑更喜欢玩或看电视，而且希望你总能待在其身边。当宝宝大些时，就会和同伴在一起玩耍，不再总是需要你。然而，每个宝宝必须学会按时上床睡觉，不能让宝宝在这件事上有"讨价还价"的余地。

原则一：规定睡觉时间

一旦给宝宝规定好上床睡觉的时间就不要轻易改变。睡觉时间越明确，孩子就越容易按时睡觉。但不要把"天黑了"当作孩子上床睡觉的标准，因为夏天白天很长，这种说法会引起麻烦。

**原则二：不要让宝宝感觉到自己是被催促上床的**

心情轻松就容易入睡。孩子被催促，心情反而容易紧张，甚至转而反抗。偶尔家中有特殊的事情时，孩子会比平常兴奋，大人可以视实际情况，在适当的时候以轻松愉快的口吻提醒孩子，使孩子自愿就寝。即使偶尔上床时间比平常晚十几分钟、二十几分钟也是可以接受的，重要的是要有轻松的睡前气氛。

**原则三：睡前不要做剧烈活动**

打闹和剧烈的活动会影响孩子入睡。要提前半个小时让宝宝做安静的活动，这样其才能放松。你可以给宝宝读书、讲故事或者听音乐。如果宝宝白天玩得很累，也不容易入睡，对此可以让其在睡前做一些安静的活动帮助他入睡。

**原则四：尽量使宝宝感到安心**

宝宝处在熟悉的环境中就会感到安心，喜欢从某种固定的程序或物品中获得安全感。例如：有的宝宝喜欢每天晚上把玩具放到床上；有的宝宝在回自己房间前必须吻每个人；还有的孩子要把洋娃娃放在身边，并给它盖上毯子。无论是一种程序还是一件东西，都可以帮助宝宝离开亲人，进入梦乡。不要取笑宝宝采用的仪式，同时，也不要让这些仪式变得太繁琐，不要让宝宝拿到床上去的玩具太多。有些宝宝很善于创造出一系列的"告别"活动，这样他们足足可以磨蹭上15分钟。

**原则五：遵循固定的睡前准备活动**

关于睡前程序，或者称睡前准备活动，爸爸妈妈可以按照以下原则去做：

1. 让睡觉前的时光别有味道。睡觉前的时光应温馨、舒适，让孩子感到宁静、安全。可以在睡觉前给孩子沐浴、更衣、讲故事（避免恐怖故事），或者听孩子为你歌唱，讲要对你说的话，或者玩一下自己心爱的玩具，让孩子抱着自己心爱的玩偶睡觉等。制造一个亲切愉快的气氛之后，再为他盖好被子，唱一支催眠曲，轻缓而有节奏地拍一拍孩子，关灯睡觉。许多孩子睡觉前喜欢听父母讲同一个故事，或者是父母编的故事，或者是童话歌谣。

2. 灵活掌握睡觉时间，同时你必须知道怎样结束睡前的活动。否则，这些活动就会没完没了。不能允许孩子拖延，不要被他的"再讲一个故事"的纠缠所打动，事先讲好的条件不能让步。如果你觉得做到这一点有困难，可以让闹钟帮助你。

3. 确定孩子一切就绪后再关灯。在孩子没有完全预备好前就关灯，他的种种要求就会随之而来，一会儿要上厕所，一会儿要喝水，或者寻找些他能够想出来的借口，以便拖延睡觉时间。因此在为孩子关灯之前，最好先问他："还有什么事吗？"在他回答没有之后再关灯，就可以减少一些无谓的纠缠，使他尽快入睡。

4. 让孩子讲出自己的恐惧与担忧：任何一个人，包括孩子在内，都可能会在晚上感到害怕和担心，帮助孩子谈出自己的心事，这样你就可以减轻他的焦虑并帮助他入睡，你也可以轻轻地抚摸他的背。

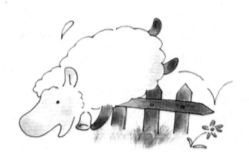

 **何时与宝宝分床睡更科学**

有媒体曾经报道过，一少年与母亲同床12年，分床睡后出现睡眠障碍，并患上焦虑症。现如今，孩子多是独生子女，家长怕孩子单独睡容易受凉感冒，多与孩子一起睡。据了解，许多孩子都上小学了，还与父母睡在一起，大人和孩子同睡一被的占调查人数的25％。然而，专家提醒，这样不利于孩子的个性发展。

### 分床睡有利于宝宝健康成长

从心理健康的角度来说，分床睡有利于培养孩子的独立性。孩子和父母分床睡比较迟的话对孩子的成长不利。分床睡是培养孩子独立自理及应变能力的有效措施。分床后可要求孩子尽量做到自己的事情自己做，自己整理床铺、收拾房间。

分床睡还有利于孩子的身体健康，一般来说，家长和孩子的睡眠时间并不太一致，大人一般在晚上10～11点睡觉，但孩子一般睡得比较早，分床睡可使孩子的睡眠不受父母的影响和干扰。不分床会让孩子过分依赖父母，父母有事不在身边时就不能够好好地入睡。

如果是男孩儿的话，跟母亲同床睡觉时间过久，会影响孩子日后情绪、性格和性心理的正常发展，孩子还可能对性别角色产生混乱。

### 何时与宝宝分床睡才科学

英国的调查证明：父母和宝宝同睡一张床，极容易引发宝宝猝死。因此育儿专家们建议：最好是从宝宝期开始，就为宝宝准备好一间房，确切说就是在宝宝6个月之前就要培养他独睡，这样能防止养成陪睡的习惯。即便父母和宝宝要同处一间卧室，也必须让宝宝睡在自己的小床上，与父母分开睡。等孩子再长大一些的时候，分房睡就是理所当然的了。

但有些育儿专家提出一个观点：孩子从出生到5岁左右，最好和父母睡在一起，不一定在一张床上，但必须是距离足够近，以便于孩子在感受到寒冷、饥饿、黑暗、有便意等时，马上能得到父母的照顾和安慰。否则，孩子会感觉到不安全。孩子从5岁左右和父母分开睡比较合适，这个时候锻炼其独立性并不算晚。

那么，究竟什么时候与孩子分床睡才科学呢？其实，每个家庭的情况千差万别，实际上很难"一刀切"，让每个家庭的孩子都能完全遵循并过渡到分床睡。总体的原则是，选择你们家庭各个成员，包括孩子、妈妈、爸爸都能接受的，睡得比较安稳、安全的方式。同时，要注意尽早培养孩子独睡，特别当孩子自理能力比较强的时候，比如晚上睡得很安稳不乱踢被子、自己会上厕所时，那么就完全可以跟父母分开睡了。

### 让宝宝单独睡觉要分步骤进行

要想让宝宝养成独立睡觉的习惯，家长不妨试试以下方法：

1. 布置一个宝宝喜欢的环境。父母可以发挥宝宝的主动性和想象力，同宝宝一起布置他的小房间或者小床铺，父母要尽可能地满足宝宝的愿望。这样，宝宝会感觉到他长大了，有了自己的一片小天地，自己可以说了算。这首先是从心理上满足了宝宝独立的需要，同时又为宝宝创造了单独睡眠的环境。

2. 告诉宝宝独睡是长大的标志。刚刚要求宝宝独睡时，宝宝通常会有这样的想法：爸妈不再爱我了，不要我了。因此，爸妈一开始就要跟宝宝解释清楚：分开睡是一个人成熟、长大的标志，是勇敢的象征，每个人都会经历这个过程，这是很自然的。

3. 让宝宝保持愉快的心情去睡眠。父母与宝宝分床睡时，要给宝宝创造好心情，尤其在晚上入睡前，可以给宝宝讲讲笑话或故事，让他心情放松。也可以和宝宝一起听听轻柔舒缓的音乐，但不要讲鬼怪故事或者听节奏过快的音乐。

4. 给宝宝找个替代物。这时如果宝宝需要，可以给他找一个替代物。例如，让他抱着妈妈的枕头睡觉，或者抱着自己喜欢的娃娃睡觉等。时间长了，宝宝适应了一个人独睡时，父母可撤掉替代物，但切不可操之过急。

5. 打开房门，保持空间交流。宝宝开始独睡时，父母可以打开他房间的门，也打开自己房间的门，让两个小空间连接起来。这样，宝宝会感到还是和父母在一个房间里睡觉，只不过不是在一张床上。

6. 及时鼓励让宝宝更爱独睡。第二天起床时，要记得及时说些鼓励的话，比如："你昨天的表现很好，妈妈喜欢能自己睡觉的宝宝。""宝宝太棒了！"……以强化宝宝的独立心理和行为，减少宝宝由于最初分床带来的孤寂情绪。

**和宝宝分开睡的注意事项**

和宝宝分开睡，父母还要注意以下几点：

1. 在睡前勿谈论不合宜的话题。爸爸妈妈要注意创造良好的睡眠气氛，不宜发脾气，也不宜谈论令宝宝不愉快的话题，比如说"今天又做错什么事情"之类的。

2. 夫妻过分亲昵会让宝宝"吃醋"。爸爸妈妈要注意自己的言行，不要当着宝宝的面表现出过分的亲昵，以免宝宝产生嫉妒，让他认为大人是因为自己碍事才要求与其分开睡的。

3. 把握分寸，循序渐进。当宝宝已经形成了与父母同睡的习惯，让其单独睡时，千万不要急于求成，这样只会适得其反，使宝宝对独自睡觉产生恐惧，难以克服。对此事一定要把握分寸，循序渐进，逐渐适应。开始时家长可在旁边多陪伴一会儿，待孩子睡熟后再走，逐渐养成他独自睡觉的习惯。

4. 坚持原则，不要"心太软"。

独睡的最初阶段是非常重要的，需要宝宝的坚持和适应，同时更需要爸爸妈妈的坚持。独睡是种习惯，只要用适当的方法坚持，时间久了，自然就会形成。但有的爸爸妈妈分床后一见宝宝哭闹，就坚持不下去了，让宝宝又回来和自己睡。这样的爸爸妈妈往往太溺爱宝宝，下不了决心。只有持之以恒，好习惯才可能日趋巩固哦。

5. 因事而异，灵活把握。当宝宝生病或遇到挫折时，他们最需要爸爸妈妈的关心和安慰，这时，可以与孩子暂时同睡，在满足孩子的生理需要和心理需要的同时也方便家长随时照顾孩子。

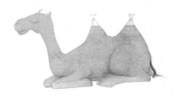

 **学龄前儿童睡眠不足怎么办**

如果人一直缺少睡眠,那么就相当于种下了一颗苦果,并且这颗苦果会随着时间的推移慢慢生根发芽,开花结果。由于一直得不到充足的睡眠,就会导致清醒时的疲倦越来越多,长此以往就会造成很多不好的后果,比如头疼、健忘、注意力不集中等,就算清醒时,精神状态也会越来越差。

与大人一样,如果孩子每天睡眠不足,那么也会产生同样的后果,在孩子大脑发育的时候缺少睡眠,就会对孩子的大脑产生无法治愈的伤害。很多年龄大点儿的孩子上学时经常不能集中注意力,甚至存在学习障碍,也许就跟小时候的睡眠缺失过多有关。

一般来说,5~6岁的孩子需要11个小时的睡眠时间,12岁时,睡眠时间可以减少到9~10个小时。然而,从成人的角度来看,孩子的睡眠又有差异,观察一下孩子早上醒来的第一感觉,如果他醒来感觉很好,说明他睡好了;如果他在早上很难被叫醒,或吃早餐时打瞌睡,说明他的睡眠时间不足。

孩子睡眠不足的原因有很多,有的孩子白天可能不睡觉,即使躺在床上,也是装样子。一些玩疯了的孩子可能会兴奋过度或"精力过剩",周期性疲劳过度的孩子容易冲动,情绪波动大。如果孩子因睡眠不足而过度疲怠，可以尝试着让他提前15分钟睡觉，连续提前几天，直到第二天他醒来后感觉良好就可以了。

但是这种方法实施起来会很困难，随着孩子的长大，睡眠时间必然推迟。上学后，他们可能到晚上9：30才能睡觉，但是请记住，必须规定一个熄灯时间。如果坚定地贯彻实施，孩子最终能够理解你对他的关心。如果提前睡觉，孩子会错过他喜欢看的电视节目，你可以把它录下来，让孩子第二天放学后再看。

充足的睡眠是孩子健康成长的保障，因此，年轻的家长千万不要忽略孩子的睡眠。

 **调整孩子的睡眠很必要**

孩子6岁了，到了上小学的年龄了。环境的改变会对宝宝的睡眠造成一定影响，那么，孩子的作息习惯是否需要调整呢？

幼儿园的孩子每天大约有11个小时的充足睡眠。然而，进入小学后，学校就会对孩子的上学时间作出严格规定了，比如规定孩子每天早上必须在7点30分之前到学校。这样一来，孩子每天的睡眠时间自然而然就会缩短了很多，尤其是早上的时间。

另外，孩子白天要面对40分钟一节的课程，需要充足的睡眠以保证上课时精力充沛。睡眠不充足易引起注意力不集中，一旦孩子过度疲劳就会打瞌睡，严重的甚至还会导致孩子出现厌学现象。

因此，根据情况调整孩子的睡眠是很有必要的。爸爸妈妈可以让孩子提早上床睡觉，养成早睡早起的好习惯，等孩子适应新的睡眠时间以后，才能有足够的精力来应对白天的学习。孩子晚上在家学习的时候，可以以30~40分钟为一个周期，让孩子学习之后就放松一下，这样既不会让孩子产生厌学的情绪，也不会导致孩子过度疲劳。

孩子从幼儿园到小学，无论是睡眠状况还是心理状态，都需要一段时间来进行调整、适应。因此，父母应当多加鼓励孩子，与孩子耐心地聊聊天，培养孩子的学习兴趣，这样孩子的成绩自然就会跟上去，睡眠也会变得越来越好。

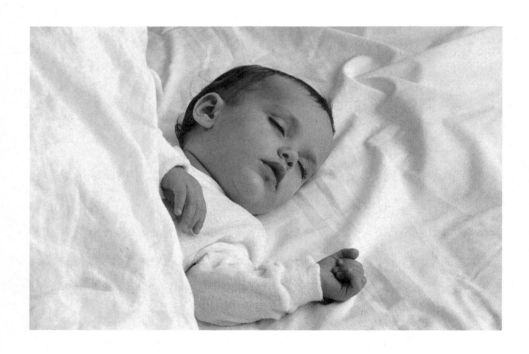

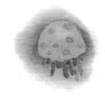

 ## 宝宝5岁后还尿床就要去就医

孩子大了可能在夜里仍然尿床，每天晚上睡觉之前都不敢让孩子喝水，不敢吃水果，可是夜里照样尿床。许多母亲为此很着急，到医院咨询孩子尿床是不是有什么病，应该怎么办？

对此专家指出，发育正常的孩子一般在 2～3岁时就可以自控排尿了，3岁以后偶尔有尿床的现象也是正常的，医学上称为生理性遗尿，多数孩子到5岁以后夜间一般不再尿床。如果5岁以后孩子晚上睡觉时还尿床，且次数达到一个月两次以上，那有可能患有夜间遗尿症，需要就医。

有些小儿尿床是由某类疾病造成的，常见的疾病有糖尿病、尿崩症、肾功能不全、肾小管疾病、泌尿生殖系统畸形等。如果孩子5岁之后还经常尿床，家长就应该带孩子到医院做一些必要的检查，看看孩子的脏器器官有没有什么病理性改变。还有一些孩子尿床是生理、心理、遗传等因素引起的，医学上叫小儿遗尿症。

小儿遗尿症发生的原因包括遗传因素（若父母都曾为夜遗尿患者，其孩子有1/2的概率患病）、功能性膀胱容量减少、心理因素、睡眠过深、抗利尿激素分泌不足、隐性脊柱裂等（遗尿孩子中因脊椎隐裂引起遗尿的占30%以上）等。也有的是家长从小没有对孩子进行排尿训练，没有养成有尿上厕所的良好习惯。

有的家长认为孩子尿床关系不大，等大了自然就好了。其实，孩子年龄越大，夜间尿床的次数越多，拖的时间越长，尿床的症状就会越加难以控制，同时还会严重影响孩子的健康成长。因此，专家提醒家长，不管是什么因素引起的孩子尿床，家长都应及早帮助孩子找到原因，对症治疗。对待孩子尿床要重视，但是不能太着急，更不能责骂和歧视，这会增加孩子的心理负担，使孩子产生自卑心理，不愿意与小朋友交往，同时还有可能影响孩子的智力、身高发育，导致抑郁、自闭、焦虑、多疑等精神心理障碍发生。

## 不要让孩子抱着宠物睡觉

近几年来，有些家庭兴起了"宠物热"。因为小动物活泼可爱，孩子们爱不释手，甚至睡觉也不肯放过。宠物可以起到缓解压力的作用。实验证明，儿童在接受体检时如果有一条狗在场，他就会感到轻松一些。通过对日本和澳大利亚的调查，日本的幼儿园教师认为，凡是亲近动物的孩子都显示出较高的领导欲望，性格比较外向。在澳大利亚的一项实验中，允许在小学课堂饲养猫，结果家长们发现他们的孩子更喜欢上学了。老师们也反映学生的责任感普遍加强，教室的总体环境也有所改善。性格内向不善交际的儿童可以从宠物身上获得自信，因为宠物毫无保留地给予他们所需的关爱。

### 抱宠物睡觉有危害

虽然宠物对孩子的成长具有有利的一面，可是仍然需要有所注意，因为宠物可能会给宝宝的健康带来危害，比如，一定不要让宝宝抱着宠物睡觉。

1. 最近几年，人们对儿童哮喘和过敏疾病的上升趋势表示关注。宠物即使不是唯一引发这些呼吸道疾病的因素，至少也是致病因素之一。

2. 孩子需要充足而良好的睡眠，抱着小动物睡觉会影响孩子的睡眠质量。

3. 小动物虽然温顺可爱，但身上有可能带有各种病毒和寄生虫，带到床上睡觉会传播疾病，给孩子带来危害。

4. 小动物有各自的生活习性和休息方式，被孩子抱着睡觉，有时会造成窒息死亡，或因不自由而对孩子产生攻击性行为，造成孩子的意外伤害。

5. 小动物会污染床、被，污染环境，影响孩子身体健康。

### 正确对待抱着宠物睡觉的宝宝

通过以上内容可以看出抱着小动物睡觉是有很多害处的，但是如果孩子仍坚持这样做的话，成人也不能用简单粗暴的方式夺走小动物，强令孩子独自睡觉，这样会伤害宝宝的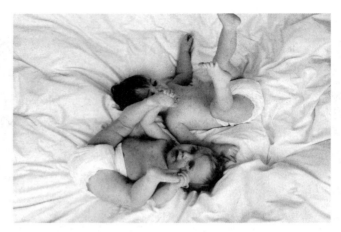感情，而是应该耐心地疏导，晓之以危害，使孩子自觉地独自睡觉。

要告诉孩子，他们正处于生长发育阶段，神经系统尚未发育成熟，白天消耗了精力和体力，夜晚需要充足良好的睡眠来消除大脑疲劳，使身体各部分得到充分休息，重新恢复精力和体力，而带着小动物是不可能睡好的，没有良好的睡眠，第二天就没有精力和体力去游戏、去学习。

将小动物可能带来病毒和寄生虫的危害性告诉孩子。可以培养孩子细心观察小动物的睡眠习惯，让孩子了解动物和人类不一样，不能和人一起上床睡觉，否则容易造成意外伤害。可以培养孩子讲卫生的习惯。小动物的粪便、唾液等排泄物会污染床单、被子，人睡在这样的环境中会生病的。

孩子的可塑性很强，只要家长能耐心地晓之以理，陈述利害得失，孩子慢慢就不会再抱着小动物睡觉了。

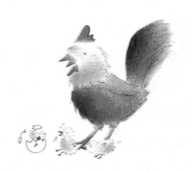

 ## 宝宝说梦话对身体有影响吗

从生理学角度看，梦与睡眠是紧密联系在一起的。说梦话，是由于睡眠时大脑主管语言的神经细胞的活动而引起的。而做梦时的一些动作，是由于大脑神经细胞主管动作部分的活动而引起的。一般来说，宝宝在睡觉时出现一些较轻的动作、言语都是正常的。

有研究表明，说梦话与脑的成熟和心理机能的发生、发展是有较密切关系的，主要是由于宝宝大脑神经的发育还不健全，有时因为疲劳，或晚上吃得太饱，或听到看到一些恐怖的语言、电影等而引起的。

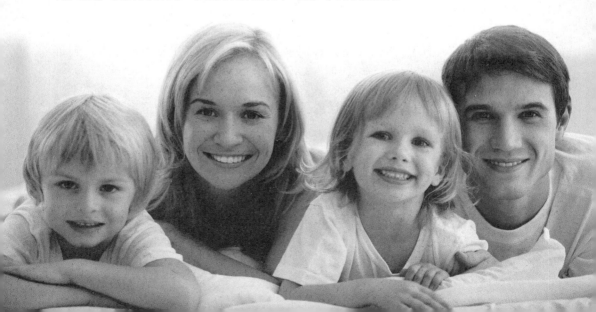

如果孩子偶尔说梦话，父母则不必担心也无须叫醒孩子，孩子说梦话的现象就会越容易消失。

可是如果宝宝经常说梦话，那往往容易引起宝宝情绪紧张、焦虑、不安等问题，有时还会影响孩子的睡眠质量。所以，针对这种情况，父母应当注意：在孩子入睡前不要让孩子做剧烈活动，不让孩子看打斗和恐怖电视。如果孩子白天玩得太兴奋，可以让孩子在睡觉前做放松练习，使孩子平静下来，或者喝一杯热牛奶，有镇静安神的功效。有时孩子讲梦话是因为他精神紧张或焦虑，父母应注意听他说梦话的内容，同时，第二天尽量装作什么也不知道的样子，引导孩子谈出心事，帮助他解决问题。

 ## 宝宝睡前怕黑怎么办

这个年龄段的宝宝怕黑是正常现象，因为他们有着丰富的想象力，到了床上都无法抵制。

如果宝宝坚信房间里有妖怪或其他可怕的东西，你应该把宝宝的恐惧当成非常严肃的事情来对待，这一点非常重要。因为对于宝宝来说，房间里真的有妖怪，所以你要尽力让宝宝感觉自己是安全的，没有危险。

有时候，你可以以毒攻毒，用你自己想象出来的东西去对付宝宝想象出来的东西。比如，年幼的宝宝总认为爸爸妈妈无所不能，你就可以利用这一点来安慰害怕黑夜的宝宝。告诉他，你拥有一种力量，能让所有怪兽都进不了你们的房子。

你可以把灯打开，让宝宝看到自己的房间和白天一样舒适。宝宝可能喜欢开着灯睡，你还可以把房间外的灯打开或是使用夜灯，等宝宝睡着后再关上。

如果宝宝认为他害怕的东西藏在床底下或是衣橱门里，你可以来一个全面"大检查"。对宝宝的想法，你一定要认真对待，让他明白他怕的东西根本不存在，这能帮助宝宝树立自信心，安心入睡。

## 适量运动有助于宝宝的睡眠

现在，有许多宝宝晚上到了睡觉时间，却不上床睡觉，还在玩这玩那，劲头十足。这对上了一整天班的父母来说，是相当难熬的时间。如何才能使宝宝按时睡觉呢？

教育学和心理学的研究都发现，孩子需要通过玩各种游戏来释放大量的精力。这与现实生活中有很大出入。因为现实生活中，父母上了一天的班，在工作之余，希望从事安静的活动休息一下，然后睡觉。他们也希望孩子能安静地看书、画画、看电视等。在这样的安排方式中，小孩子不能充分发泄精力和体力，所以即使很晚了，他也不会觉得疲劳。

孩子的精力和体力事实上并没有得到充分发泄，所以很难按时就寝。

另外，应当避免孩子睡觉之前从事一些很兴

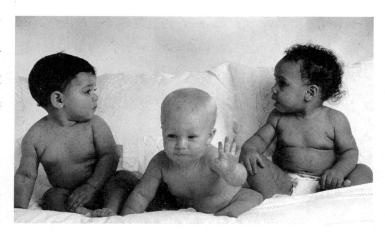

奋的事情，例如看类似奥特曼的节奏快、情节紧张的动画片，也会导致孩子不想睡觉。这是孩子的生理特点决定的，孩子的大脑皮层还没有完全发育成熟，一旦兴奋起来，需要很长时间才能达到抑制的状态，而产生睡意直到睡着，都需要大脑皮层进入抑制状态。

比如在离开幼儿园之前，在幼儿园的户外场地上玩上一段时间或者回家之后在离家比较近的大片空地，例如操场、大庭院、公园里玩。如果在家里进行，但又担心活动会影响邻里，可以用一些平整、有一定硬度的垫子，例如把孩子的泡沫拼图或地毯铺在活动的地方。和孩子玩追逐的游戏，骑脚踏车、比赛拍皮球、溜冰、奔跑等。但要保证孩子玩的场地不拥挤，地面要没有石头等障碍物，周围没有太多的类似柱子之类的东西，才可以充分地放手让孩子玩。

如果觉得活动场地不一定能保证安全，爸爸妈妈可以和孩子在家里玩一些同样很消耗体力的活动。例如，选择孩子喜欢的节奏欢快的歌曲，一边唱歌，一边做动作，跳舞、捉迷藏、跳房子、擦地板之类危险性小的活动等。总之，无论是什么活动，只要能消耗宝宝的精力，就能让其按时入睡。

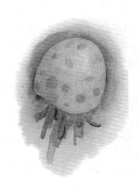

宝宝除夕勿守岁

　　春节是我国的传统节日，家人团聚，走亲访友，互贺新春。家长会在这时给宝宝穿上漂亮的新衣服；烟花爆竹响彻天空，宝宝更是兴奋得不愿上床睡觉；尤其是大年三十晚上，有的宝宝还跟大人一起守岁，听到12点钟声响后才肯睡觉，第二天迟迟不能起床。节日期间，天天如此。

　　其实，不只是春节，每逢节假日宝宝都会兴奋异常，迟迟不肯入睡，这样往往会给宝宝健康带来诸多不良影响。

　　1.由于迟睡，第二天早晨不能按时起床，宝宝一天的日程被打乱了。该吃饭的时候不吃饭，该睡觉的时候不睡觉。细心的妈妈会发现宝宝不如以前听话，脾气急躁，记忆力减退，形体明显消瘦。

　　2.因熬夜而睡眠时间少。虽然次日可以弥补不足，但由于生长激素的分泌高峰是在夜间22～24点，如果晚睡，宝宝体内生长激素的分泌势必降低，身高便会受到影响，这一点应引起家长的深思与重视。

　　3.生活规律遭破坏。生活规律的养成是经过一段相当长的时间而逐渐形成的自觉行为，对促进宝宝的生长发育、体质健康有帮助，一旦破坏了原先的规律之后要重新建立并非易事。

因此，在节日期间，不管长假、短假，都应该让宝宝遵守平时的生活规律，按时入睡，按时起床。有一点非常重要，就是家长要以身作则，不能因为节日、假期而破坏已经建立起来的生活规律，应该为宝宝营造良好的睡眠气氛。可以在宝宝床边开一盏小灯，陪在他身边，帮助消除宝宝的恐惧心理，待入睡后再关灯离开。

对于玩兴正浓的宝宝，可以采取以下辅助措施让宝宝尽早进入梦乡：

睡眠前不宜过度兴奋，如果条件许可，可以在宝宝上床前，带他外出散步10分钟，回家后再洗个舒舒服服的热水澡；让宝宝躺在小床上，给他讲一小段故事（但情节不能过分刺激而引起宝宝兴奋），或者让他看一本他平时常看的绘本，使其精神放松，容易入睡。

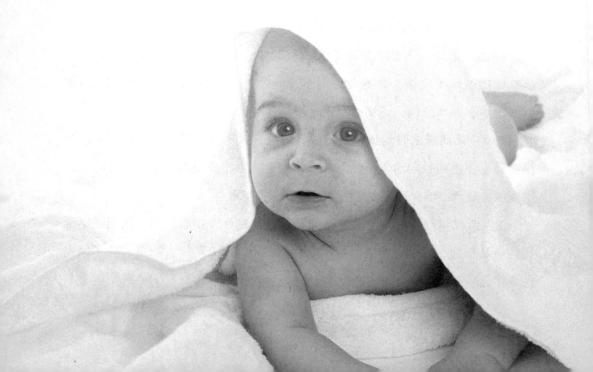

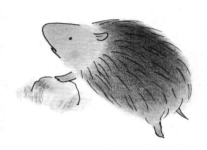

 **如何调整宝宝节后睡眠紊乱**

闹闹腾腾的春节长假过去好些天了，可很多妈妈说自己的宝宝似乎对过去的春节长假还"意犹未尽"，每天都表现得很兴奋，晚上也不肯按照平时的睡眠时间入睡，怎么哄都不睡，以往良好的睡眠规律也都被打破了。

专家分析认为，这可能与孩子在节日期间隐隐产生的心理压力有关。春节期间孩子会接触很多陌生人，如果孩子安全感不高，这种接触就很容易让孩子产生心理压力，从而会影响孩子的睡眠，表现为宝宝难以入睡，容易做梦，或者睡到半夜会哭醒，从而会影响孩子的睡眠质量。

由于春节期间家长比较频繁地带孩子走亲串戚，接触陌生环境，宝宝就会因不适应这些陌生环境，而容易产生一些烦躁的表现；如果陌生环境中还包含了一些不良的因素，比如过强的光线、过大的噪音、异常的气味，等等，都会直接对孩子产生不良刺激，这些都可能影响到孩子的睡眠，表现为睡眠不安稳、睡眠时间不足、容易惊醒等。

如果宝宝在春节期间已经打破了日常建立的睡眠规律，家长需要循序渐进地帮助孩子调整，所以专家给家长们提出了以下几点建议：

创造睡眠环境：在孩子准备睡觉的时间，家长应尽量保持家里环境安静，让孩子有安全感，这需要家里所有人的配合。

睡前准备：在睡前至少一小时内，不要让孩子玩容易导致孩子兴奋的游戏，建议给孩子讲讲小故事，让孩子洗澡等，在这个过程中尽量让孩子信任的人陪伴，让孩子感受充分的安全感。这样孩子就比较容易放松，比较容易进入睡眠状态。

睡前安抚：睡前播放舒缓的音乐，给宝宝做按摩，

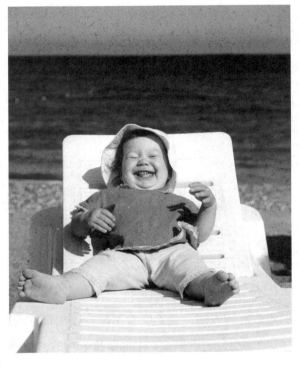

或者轻拍宝宝，哼一些宝宝熟悉的歌谣，这些都能帮助孩子比较自然地进入睡眠状态。

睡时舒适：为了保证宝宝的金质睡眠，家长还需要掌握一些小技巧，比如睡前给宝宝穿上吸湿能力强的纸尿裤，保证宝宝在睡眠过程中屁股干爽，这样就能减少宝宝受尿液的干扰。

父母对孩子过节后的"异样表现"要保持一种心平气和的心态。专家认为，一般而言，陌生环境不适应对睡眠的影响是不会持续的，是可逆的，当然此过程需要家长更多的呵护和细心的照料。

不过家长也不应对此过分担心，孩子不能作为温室的花朵来抚养、观赏，他们总要接触社会上的各种各样的事情，家长应以平常心看待，培养孩子逐渐适应各种环境的生存能力。

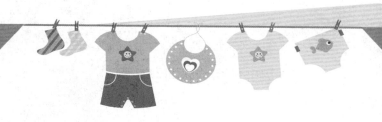

## 第三篇

睡眠干扰巧应对，妈妈零烦恼

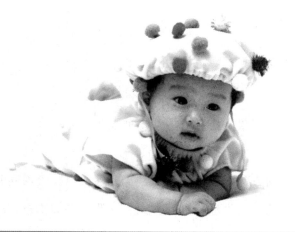

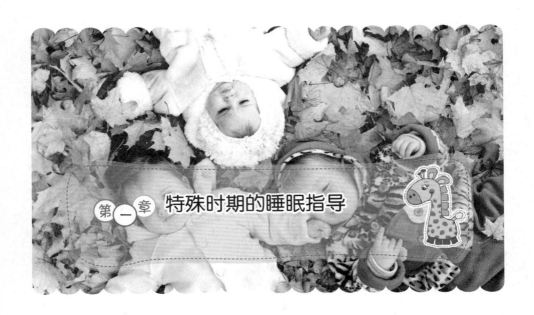

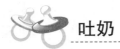 ## 吐奶

吐奶是宝宝常见的现象,指胃中的食物被强而有力地排空,而且量还比较多。

宝宝吐奶主要由两方面原因所致:一是全身性或胃肠道疾病时的一个症状;二是宝宝胃肠道的解剖生理特点容易发生吐奶。总的来看,由第二种原因引起的吐奶比较常见。由于1岁以内的宝宝的食道和胃之间的阀门(幽门括约肌)以及胃功能还没有发育完善,胃里的食物易回流到食道或咽喉,造成宝宝反胃和呕吐。但是随着宝宝身体的逐渐发育和成熟,幽门括约肌和胃功能会变得更加成熟。

不过大多数宝宝都能够自然痊愈，停止吐奶，而以后也不会留下什么后遗症，更不会出现任何消化问题。

如果宝宝在睡前发生吐奶而感觉疼痛，那么你就要像处理腹绞痛时一样，一直抱着他，直到他感觉舒服时，再让他入睡。宝宝吐奶持续的时间可能会比腹绞痛长。从一定程度上来看，宝宝吃奶时的姿势，细致的喂奶以及正确地排嗝都能够对他有所帮助，所以你需要正确哺喂来防止宝宝因此而出现的睡眠问题。

你同样需要遵循提高宝宝睡眠质量的原则，比如给宝宝提供舒适安静的环境、温暖的儿童床。你还需要给宝宝规划睡前哺乳，把睡前的准备时间稍微提早一点儿，以便有更充足的时间为睡眠做准备。

为了缓解宝宝的不适，需要注意以下事项：

1. 喂奶时不要过于着急，要顺从宝宝的吮吸节奏。如果需要的话，可以少食多餐。

2. 每晚喂完奶后，你要竖着抱宝宝至少半小时，以便食物下流，然后再把他放回小床，尽量让他自己安静入睡。

3. 让宝宝采取侧卧位，双脚紧靠床尾，床头要比床尾略高些，这样使宝宝的胃和胸部高于双脚，可以防止胃里的食物外溢。平躺会加剧吐奶，所以当宝宝坐在童车里时，应该像在小床上一样，把宝宝的上半身抬高一些。

4. 当你开始为宝宝喂些固体食物时，要寻求医生的特殊要求和建议。要避免酸性食品，适合的食物会使吐奶的症状有所改善。

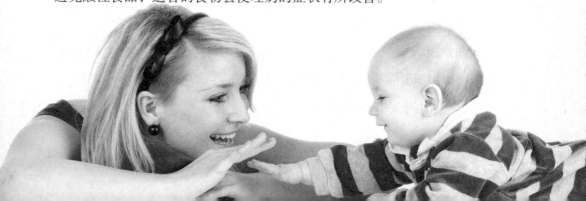

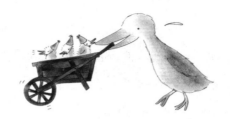

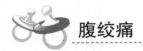 **腹绞痛**

腹绞痛是宝宝突发性啼哭的最常见原因之一。据美国相关研究统计，大约有10%～25%的宝宝发生过腹绞痛。这种腹绞痛最初发生在宝宝出生后2～3周，6周左右最频繁，以后逐渐减轻，宝宝3～4个月后大多自然消失。

患腹绞痛的宝宝每天可能发生1～2次腹绞痛，一次有时可能持续2～3小时以上。在腹痛发作的间隙时间，宝宝的行为是正常的。

**宝宝腹绞痛的发病原因**

发病原因不是很明确，目前有以下三种观点：

观点一：最早对腹绞痛的推测，可能是由于肠痉挛引起的腹痛、奶粉过敏或胀气所造成。

1. 肠痉挛引起的腹痛可以发生在各年龄阶段的小儿，但腹绞痛宝宝3～4个月症状会自然消失，这与肠痉挛并不符。

2. 牛奶蛋白过敏，表现在喂奶以后30～60分钟出现哭闹，并有呕吐和腹泻，且体重增长不太好。这些宝宝可以在咨询医生后调整配方奶粉。

3. 乳糖不耐受，乳糖发酵产生气体，会引起肠胀气和绞痛现象，但是改用低乳糖的奶粉也只有少数会改善。

可见，以上观点并不能完全解释宝宝腹绞痛的现象。

观点二：新的解释，腹绞痛可能与宝宝心理不安期有关。

心理不安期是指宝宝出生后头两三周，对夜晚来临有不安感。宝宝还在胎儿期时，受到母体激素昼夜变化，所以在母体内时有固定的生理时钟，出生后内分泌功能发育未成熟，未来得及自行调节生理时钟，而引起晚上哭闹，白天睡觉，等长大了内分泌功能较成熟了，这种情形就会自然改善。宝宝腹绞痛大多在3～4月大时会改善，所以推想是因为刚出生的宝宝对外界环境不能适应造成的。

观点三：宝宝整天的哭吵，通常还要考虑其他的医学问题，如：反流性食道炎，宝宝经常在喂奶时或喂奶后啼哭，并常有溢乳；母亲食物问题，母乳喂养的宝宝，当妈妈吃了某些食物后总是哭闹，试试停用这类可疑的食物，母亲1～2周不吃奶制品或咖啡或许对宝宝有益。

**应对宝宝腹绞痛的方法**

下面介绍几个小窍门或许对消除宝宝腹绞痛有用。

1. 母亲或家庭成员要消除恐惧和忧虑，树立信心，相信宝宝腹绞痛最终会自行消除，不会有长期的影响。

2. 父母可以做一些事安抚你的宝宝：使用襁褓包，宝宝可能更有安全感；拥抱一下，宝宝得到安慰有时会停止哭吵；放在摇篮或振荡椅上，有节律地轻轻摇动；抱着宝宝走一走；给宝宝洗个热水澡；给宝宝唱一首歌或听一段轻音乐；有节律的声音，如上发条的钟摆；给宝宝做做腹部按摩或抚触；肚皮擦清凉剂（薄荷、万金油）；使用安抚奶嘴等。

当然，以上这些方法并非对所有的宝宝都适用，你可以选择并试一两次。

**重要提醒**

面对宝宝腹绞痛，家长一定要有耐心！腹绞痛虽然没有好的治疗办法，但随着宝宝年龄增长是可以改善的。记住你不能过度摇晃你的宝宝，因为这样可能导致宝宝摇晃综合征，对大脑会造成伤害。

另外，不要频繁调换宝宝的奶粉，除非有医生的建议；如果你的孩子体温超过38℃，或有持续呕吐，或体重不增，或到3~4个月后哭闹没有改善，应咨询医生。

切记宝宝腹绞痛的概念只适用于6个月以内的宝宝。而在6个月以后，宝宝有突发性的、阵发性的啼哭，同时伴有呕吐、果酱样血便者，应更多地想到有肠套叠的可能，应尽早送医院确诊，以免耽误病情。

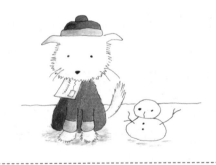

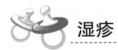 湿疹

湿疹是宝宝婴儿时期一种常见的皮肤病，最早见于新生宝宝。一般来说，宝宝最常患的是脂溢性湿疹。它常出现在宝宝的头皮或大腿内侧等部位，继而扩散到其他部位，比如面部等。但是和其他类型的湿疹相比，这种湿疹患病期间皮肤并不是特别痒，并且大部分宝宝在出生后几个月就能摆脱这种疾病的困扰，所以也很少会造成睡眠问题。

还有一种湿疹被称为特应性湿疹，在患病期间，患者的皮肤会非常瘙痒，身体感觉不适，而这种湿疹通常和某些过敏源有关。生活中的某些食物或是某些物质接触宝宝的皮肤，都有可能会诱发宝宝患

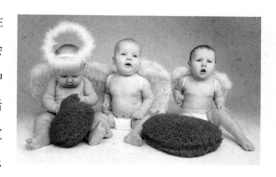

上这种湿疹。宝宝一旦患上这种湿疹，很可能在很长时间内都无法治愈，并且患儿常常会因瘙痒而烦躁不安，夜间哭闹以至影响睡眠，而且还总想不停地抓挠。父母需要注意的是，这类患儿常在半夜醒来感觉发痒，会挠很长时间，特别是接近早晨的时候，皮肤最痒。所以，当宝宝在夜间醒来的时候，你一定要想办法给宝宝止痒，安抚他继续睡觉。

此外，照顾患有湿疹的宝宝时还要注意以下事项：

避免有刺激性的物质接触皮肤，不要用碱性肥皂洗患处，也不要用过烫的水洗患处，不要涂化妆品或任何油脂。

室温不要过高，否则会使湿疹痒感加重。

宝宝的卧具、贴身衣物要尽量使用纯棉制品。

给宝宝洗澡的时候，宜用温水和不含碱性的沐浴剂来清洁宝宝的身体。洗澡时，沐浴剂必须冲净。洗完后，抹干宝宝身上的水分，再涂上非油性的润肤膏，以免妨碍皮肤的正常呼吸。

清洗宝宝的衣物时要使用非碱性的洗衣制品，不要使用柔顺剂。如果用洗衣机清洗宝宝的衣物，洗完后，要用清水多洗几遍。

要给宝宝勤剪指甲，以免他的指甲太尖利，不小心会抓伤自己。

每天要打扫宝宝的房间，且宝宝居住的房间不要有装饰过多的家具和窗帘。

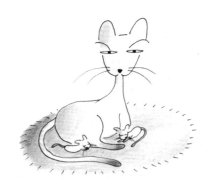

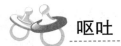

## 呕吐

在宝宝出生后的前几个月里会有呕吐的现象，年轻妈妈可能对此不知所措。不用着急，下面就介绍几点宝宝发生呕吐的可能原因及应对方法：

1. 宝宝在长牙的时候喜欢吃手指或者是磨牙棒，当宝宝把手指或者磨牙棒捅到嗓子的时候就会呕吐。所以在平时注意不要让宝宝掏嘴，磨牙棒可以选用宽大些的，不要用细长的就好了。

2. 宝宝吃到不卫生的东西会引起胃肠感染病菌，这个时候就可能出现呕吐的现象。家长们要注意平时孩子的卫生及习惯，再遇到胃肠病菌感染的时候及时就医治疗。

3. 在宝宝感冒或者呼吸道感染以后，由于鼻塞或咳痰困难，在呼吸和咳嗽的时候就会造成呕吐。这时可给孩子喝一点儿水，并拍背帮助宝宝顺顺。严重的话就要及时就医以免使孩子病情加重。

如果宝宝呕吐不是因为上述原因，那么有可能是他在睡前不想让父母离开而耍的小花招。

我们在对宝宝进行睡眠训练时也许会遇到这样的情景：只要宝宝一呕吐，父母就会马上把他抱出小床，进行清理，然后安抚他，再给他喂奶，最后让他在父母温暖的怀抱里睡着，这是大多数父母的自然反应。但是从宝宝的角度看，父母的这种反应就是对呕吐的一种奖励，很快宝宝就会知道当他被独自留下待在卧室时，该用什么方法来对付父母。

　　如果宝宝在睡眠训练中呕吐，父母最好耐心而迅速地把宝宝弄干净，换上新的卧具，然后把宝宝再放回小床，不要喂奶，也不要抱他，继续做你要做的事。当然，这样做的前提条件是宝宝至少6个月大、身体没有其他问题时，才是安全的。

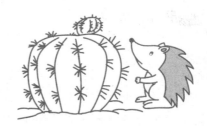

 中耳炎

　　如果你发现宝宝总是喜欢扯自己的耳朵，这可能是他身体不舒服的表现，他可能是耳部患了中耳炎。宝宝耳部患有这种炎症会严重影响宝宝的睡眠，它是打扰宝宝睡眠的一个重要原因，可是往往人们没有对它作出诊断。

　　一般来说，患有中耳炎是很痛的，而导致疼痛的原因则被认为是中耳里面形成的黏液，因为当宝宝躺着的时候，黏液无法被排除掉。

　　当宝宝患有中耳炎时，宝宝会烦躁不安、食欲缺乏，你还可能会发现有黏液从耳中流出来。这个时候，宝宝往往很难安静下来，你也很难哄好他。

　　倘若你怀疑宝宝患有中耳炎，就要立刻带他去看医生，千万不要耽误时间。

只要治疗得当，宝宝的中耳炎是很快能治愈的。一旦宝宝的耳部炎症治愈了，他就能睡得很好。

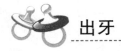 ## 出牙

出牙对于宝宝来说，属于自然生长过程，虽然说这不是什么疾病，但是长牙确实会给很多宝宝带来痛苦和不适。宝宝第一次出牙的年龄大约是在5~10个月之间。当然，有些宝宝出牙时间可能会更晚些，而有的出牙时间可能更早些，甚至在出生时就长着牙齿。

宝宝出牙时，会有一些异常的症状，包括牙床红肿并伴有疼痛，脸颊潮红，烦躁不安，总想咬东西。

虽然并不是所有的宝宝出牙时都会疼痛，但是有些宝宝出牙时确实很疼痛，尤其在晚上，这种不适应感会特别强烈，进而还会影响宝宝的睡眠。

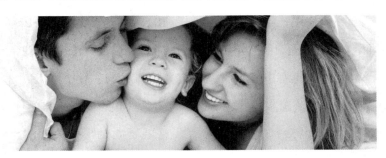

如果宝宝在夜里经常醒过来或入睡有困难，但是看起来似乎又不是因为疼痛所致，那么只要尽量坚持正常的睡前程序就可以了。因为如果你改变了孩子的生活规律，即使时间很短，想要再改回来也会很困难。不过，如果宝宝确实是因为牙龈疼痛，你则可以采取下列措施来减轻宝宝出牙的痛苦，让你和宝宝能够更充分地享受睡眠：

白天，你可以用手指轻轻按摩宝宝的牙龈，也可以让其咬宝宝牙胶。

如果宝宝比较大了，能够吃磨牙食品时，你可以鼓励他吃一些。你还可以给他提供有硬皮的面包或硬面包圈等。

另外，当宝宝长牙时还会不断地流口水，这容易让宝宝的下巴和脖子的皮肤变得粗糙，有时还会发红疼痛，所以应当注意以下事项：

当宝宝吃完饭或喝完水后，应用温水和柔软干净的棉布擦洗他的下巴和脖子，而不要用手帕，以免刺痛宝宝。宝宝的下巴和脖子处要保持干燥。

宝宝的围嘴儿要经常更换，一定要使用质地柔软和干燥的棉质围巾。

可以在宝宝的下巴和脖子处涂一些柔和的护肤霜，进一步保护他的皮肤。

腹泻也是宝宝出牙过程中的一个症状。腹泻可能会使宝宝屁股的皮肤变得红肿疼痛，所以为了预防这种现象，可以采取以下措施：

经常检查宝宝的身体，给他勤换尿布。

给宝宝清洗时一定要用温水和柔软的纯棉毛巾来擦拭。

给宝宝涂些护臀霜。

宝宝如果因尿布引发湿疹，而你在家中给他治疗，若48小时过后还没有好转，那就一定要带他去看医生，检查是否有霉菌引发炎症。

最后，还需注意的是，有些宝宝出牙时的症状也可能预示着他患有其他严重疾病，比如宝宝发烧39℃以上或者看起来情况非常不好，那么一定要带他去看医生。

## 碰撞头部

很多宝宝在夜晚临睡前、半夜醒来时，甚至在睡觉的时候都会有节奏地撞头，情况严重的宝宝还会打滚。不明原因的爸爸妈妈就会以为宝宝生了什么病，往往连夜把他送到儿童医院去。

其实，对于宝宝来说，撞头是一种很常见的行为。有多达20%的宝宝会故意撞自己的头，不过，男孩儿比女孩儿出现这种状况的概率要高3倍。宝宝通常过了半岁后开始撞头，在18～24个月时达到高峰期。孩子撞头

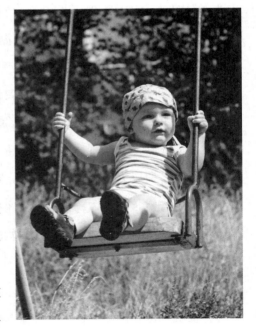

的习惯可能会持续几个月，甚至几年，不过，大多数宝宝到3岁就不会再撞头了，但是也有部分宝宝会持续得更久。

当你看到这种情况的时候，不免会有些担心，然而你需要记住的是，大

多数状况是不用担心的，并且这些情形也比我们想象的普遍多了。孩子这样做并不是表示心情沮丧，而只是简单地自我安顿的小把戏。对于他们来说，这是正常的行为。

这些宝宝之所以喜欢做这种动作，可能是由于他们觉得这种感觉和节奏与平时其所接受的某种安抚特别相似，比如在父母的臂弯里摇晃或在童车里摇来摇去。

这些孩子在平时会表现出一些特点，他们在白天的时候或许比较偏爱规律性的动作。他们听音乐的时候，头或是全身会跟着节拍摇摆。有些孩子特别习惯在入睡前摆动四肢、摇头晃脑或者是撞头。他们有时会在入睡之前做这些动作，有时会在早上或夜里做，以便能重新入睡。一般来说，这些只是入睡习惯，和吸吮拇指意义是一样的。

在孩子们做这种动作时，就算没有受到什么伤害，可是父母仍然会很担心，觉得孩子这样去撞某种硬物，头部会很痛的。可是对于这些孩子来说，规律的动作能让自己平静下来，这似乎才是更重要的。

用头碰撞物体也会在宝宝出牙或者耳朵发炎时出现，他们用这种方法是为了分散注意力，缓解不适感。

一般来说，男孩儿摇头晃脑的情形要比女孩儿多。虽然说有精神障碍或神经疾病的孩子也会经常摇头晃脑，可是如果孩子其他方面发育正常，身体也很健康，那么父母就不用担心。而父母要想帮助孩子，能做的就是接受孩子的特点，并且要相信一切都是正常的。

那些用头碰撞硬物的宝宝们知道，他们这种行为可能会给自己带来预期的回报，比如焦虑的父母会给其喂奶，或者会将其抱出小床，等等。刚开始时，宝宝碰撞头部本来并没有想要得到某种回报，只是其很快发现利用这种方法能够刺激父母作出反应。然而我们必须要强调的是，这并不是一种操纵行为，宝宝只不过是一种学来的反应，只想寻求熟悉的回应而已。

当然，孩子的撞头或是摇头晃脑行为也有可能是严重障碍的表征。倘若你的孩子发生以下情况，那么一定要带孩子去看儿科医生：

1. 孩子第一次撞头或是摇头晃脑的时候，已经超过1岁半了。

2. 这种规律性动作一直到宝宝三四岁以后仍然不见减少。

3. 从整体来说，孩子的发育和年龄不相符。

4. 孩子之所以会撞头或是摇头晃脑，是在遇到了困扰或是恐惧的事件后才出现的。

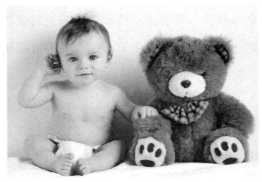

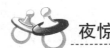 夜惊

孩子夜惊是一种睡眠紊乱的表现，孩子可能睡着睡着，突然会坐起、哭泣、尖叫、呻吟、喃喃自语、来回打滚，同时，眼睛睁得大大的，但其实宝宝并没有真正醒过来。因为这时候孩子处在睡眠和清醒之间的朦胧状态，所以不知道你在他身边，多半也不能对你的问话或动作有所反应。

事实上，通常我们每天晚上都能实现不同睡眠阶段之间的平稳过渡，研究人员把夜惊看作这种过渡中出现的神秘差错。有多达15%的孩子会在某个时期出现夜惊，往往是从两三岁或学龄前开始，然后持续到7岁甚至青少年时期。一次夜惊可能会持续2～40分钟，而当夜惊结束后，孩子又会突然重新熟睡，对所发生的一切毫无记忆。

夜惊不同于做噩梦，噩梦发生在做梦期，孩子不是在做噩梦的时候哭，而是在噩梦结束之后，这时候他已经完全醒了。孩子睡着后大约3个小时会进入第一个做梦期，下半夜做梦期会更频繁发生，噩梦也大都出现在这时候。而夜惊的发作通常是入睡后1~4小时内，也就是夜晚的前三分之一阶段，这时孩子会从深睡期进入一个半苏醒的状态。假使这个过渡阶段无法顺利完成，孩子长时间停留在半睡半醒之间，他就会开始大叫和挣扎。

当宝宝发生夜惊时，你肯定想安抚你的宝宝，也应该这样做，但还不够。因为宝宝被困在两个睡眠阶段之间，你可以尝试给他喂奶，以使其进入更深的睡眠。你也可以尝试把宝宝抱到温差大的地方，如其他房间或户外，这可能会让他进入浅一点儿的睡眠状态。

宝宝应该在15~20分钟内平静下来，蜷起身体，再次入睡。第二天醒来他不会记得夜惊的事情，你最好也不要提醒他。

也许有的父母会问，如何才能预防宝宝发生夜惊呢？目前，还没有绝对能预防夜惊的方法，因为没人知道引起孩子夜惊的确切原因。不过，可以确定的是，夜惊本身并不意味着孩子有心理问题，或他对某件事情感觉特别难过。睡眠不规律、睡眠不足或任何类型的睡眠剥夺，都可能引起夜惊。解决孩子的其他睡眠问题，例如半夜起床等，用安静的睡眠程序，保证孩子按时睡觉、睡眠充足，有助于预防夜惊。

此外，由于夜惊往往发生在前半夜，宝宝睡着两三个小时后，所以你可以试着在通常夜惊要发生前大约15分钟时轻轻地唤醒宝宝，从而避免夜惊的发生。另外，还要确保你们有充足的时间来做有平静作用的睡前程序，比如洗澡、唱歌、讲故事、拥抱等。

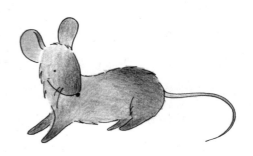

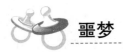 **噩梦**

如果你的宝宝在睡觉时突然醒来哭闹、害怕，而且很难再重新入睡，那他就有可能是做了一个噩梦。这些受惊的情景通常出现在后半夜，那是最有可能做梦的时间段。

### 宝宝为何会做噩梦

几乎所有的孩子都有过做噩梦的经历，特别是学龄前的儿童比较普遍。因为这个年龄段的孩子开始产生正常的恐惧感，想象力发展极快，讲述噩梦的能力也突飞猛进。

宝宝做噩梦的原因很多，有可能是因为听了一个恐怖的故事（虽然也许大人并不觉得这个故事有什么可怕），看了可怕的电影或电视节目，上床睡觉前心情太兴奋，或者因为白天产生了焦虑情绪或感到压力。

对于学龄前的孩子来说，很多事情都能带来压力和噩梦，包括如厕训练、换大床、上幼儿园或换幼儿园老师、妈妈去上班，等等。孩子在此期间情绪会受到影响，因此，做噩梦是一种正常反应，所以你不用过于担心。

### 如何安抚做噩梦的孩子

如果你的宝宝做噩梦的话，你最好能及时走到宝宝身边，因为做梦时人多处于半睡半醒状态，这时你只需轻轻拍拍他，让他知道在他需要的时候父母总会在他身边，宝宝就会很快入睡。如果宝宝因噩梦而吓醒，他醒来后会非常害怕并大声哭闹，这时你要尽快地把宝宝唤醒，轻声地去安慰他，温柔地抚摸他，或抱着他，以使宝宝尽快安静下来，尽快入睡。这时父母的亲近和安慰是宝宝最需要的。

对不到两岁的孩子来说，告诉他"那只是做梦"没有任何意义，因为他还不明白现实和梦之间的区别。你可以让宝宝看看床下或衣柜里都没有藏着"妖怪"，但要注意，要用轻描淡写的态度，否则孩子很可能会执拗地打开所有的灯找"妖怪"。而对于5岁左右的孩子，你则可以让他讲讲梦中的事儿，或是告诉他这只是做梦而已，这个年龄的宝宝已经能够很好地理解梦并不是真实的，没有什么可怕的了。

### 预防宝宝做噩梦的方法

虽然没有任何万无一失的方法，但是包括洗澡、轻松的睡前故事、歌曲和夜灯在内的平和的睡前程序会有助于预防噩梦。不妨试着给孩子读一些讨论梦境和睡眠的故事，同时，保证孩子有充足的睡眠时间，尽量减少孩子的整体压力。

有时候，如果让孩子尝试去控制可怕的情境，他们感觉会好一些。尽管以下方法不能让所有的孩子都感到抚慰，你还是不妨尝试一下：

1. 帮助孩子在大纸上画一个"捕梦器"，挂在床的上方，告诉宝宝这个能拦住噩梦，只让美梦进入。

2. 让孩子睡觉之前在肚皮或额头上涂上一点儿润肤霜或面霜，告诉孩子这是"美梦霜"。

3. 在一个小喷雾器里装满水，再加入几滴芳香精油（不妨把它叫做"妖怪喷雾"或"噩梦驱逐剂"），让孩子睡觉之前，在房间里喷一点儿，赶走吓人的噩梦。

最后，需要注意的是，如果你的宝宝经常做噩梦，并且非常害怕上床睡觉，那么你应该在白天时找出原因。如果孩子的恐惧特别严重，可以带他去找心理医生咨询一下，因为他的这种夜间恐惧有可能是某种情绪问题的征兆。

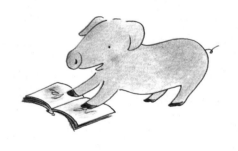

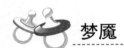 梦魇

梦魇在儿童中很常见，最多见于3～7岁的儿童，"梦魇"是指从噩梦中惊醒之后，能生动地回忆起噩梦的内容。这些梦境，总是非常可怕，使做梦的孩子处于极度焦虑之中，或为妖魔鬼怪所玩弄，或被坏人猛兽所追赶，或是自己及亲人陷入某种灾难的边缘等，当时想哭哭不出，想逃逃不了，往往是无可奈何和透不过气来。在将醒未醒之际，常感到身躯和四肢难以动弹，如同被什么东西压住了似的，须几经挣扎，才可完全清醒。

梦魇发生在有梦的眼球快速移动睡眠阶段。因为眼球快速移动睡眠在后半夜的睡眠中占的比例较高，所以梦魇在后半夜发生的机会更多，做噩梦的当时，心跳和呼吸可能会增快，但是不会有明显的自主神经反应。儿童从梦魇中醒来，常常会哭，会说害怕，家长的安慰能使他安静下来继续入睡。

　　心理学家分析，孩子做噩梦前大多有过心理矛盾，情绪焦虑，或因看了恐怖电视，听了吓人的故事加上睡眠时姿势不舒适，如鼻子被毯子盖住，胸口受被子压迫等。有些孩子则可因感冒而引起呼吸不畅，或肠道寄生虫病引起睡眠不适，或过饥或过饱，均可诱使梦魇的发作。

　　因此，要想不让宝宝发生梦魇，需消除上述有关因素，纠正不良睡眠习惯，平时注意生活有规律。不用恐吓等手段教育孩子，限制其看有刺激内容的电影、电视，不给儿童讲鬼神、惊恐小说故事，避免其情绪紧张。对其身体疾病及时予以治疗。

　　此外，要注意，当宝宝发生梦魇时，你可以抱起宝宝，让他平静下来，但是不要叫醒他，因为这有可能会让他更难过。等过一会儿之后，宝宝会平静下来，重新入睡。梦魇对宝宝不会有什么伤害，而且很快就会过去。随着宝宝年龄的增长，他的梦魇现象就会消失的。

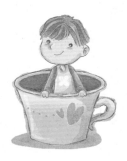

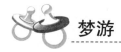 **梦游**

　　梦游是一种常见的生理现象。是人在睡眠中自行下床行动，而后再回床继续睡眠的怪异现象。在神经学上是一种睡眠障碍，症状一般为在半醒状态下在居所内走动，但有些患者会离开居所或做一些危险的举动。

### 儿子的怪异举动

一位梦游患儿的家长曾这样介绍自己的经历:

一天深夜,三岁的儿子猛地从床上站起,一声不响,直愣愣地走到玩具的柜子前,把他的玩具全部拉出来,然后又十分有规律地把玩具再放回柜子里,转头回到床上睡觉了。

第二天我问孩子:"昨夜你干了些什么?"孩子睁大双眼:"我没干什么。"看看孩子精神良好,一切正常,我们也没大注意。没想到,过了几天,也是半夜时分,我们被一种开门的声音惊醒,走出卧室一看,只见孩子正要打开房门。我大声问:"儿子!你要去哪儿?"

孩子吓住了,突然跌倒在地下,"哇"的一声大哭起来。我们连忙上前把孩子抱起,只见孩子的后脑勺跌破了一道小口,殷红的鲜血流了出来。

我们抱起孩子直奔医院。急诊医生帮孩子处理好创口后,问起了前因后果,我们将孩子的情况如实告知。医生听了,严肃地说:"这是'梦游',当时如果孩子站在危险的位置,后果将不堪设想!"接着便向我们介绍起有关的例子来:有一个小孩半夜梦游爬上了阳台的栏杆,其父母发现后大惊失色,大喊大叫,命令孩子赶快下来,结果孩子被突然惊醒后在惊恐中摔下阳台,造成了悲剧。

听了医生的介绍,我长长地叹了一口气,心想:真倒霉透了!我的儿子怎会患上这种"神经病"!医生仿佛知道我的心思似的,安慰我说:"孩子的梦游不是病,更没有得'神经病',这是一种常见的生理现象。人的睡眠本身就是大脑皮层抑制扩散的结果，在抑制过程中，皮层中仍有一些神经细胞处于兴奋状态，特别是那些支配肌肉活动的神经细胞，一旦兴奋，便促使肌肉收缩和舒张，去完成平时经常反复做的、熟悉的动作，比如开门、扫地、搬凳子，等等，于是就出现了梦游。"

梦游时孩子的神志是不完全清醒的，有时从表面看他们的动作行为似乎很有目的性，能主动避开危险和障碍，但他们当时的神色与清醒时却有明显的不同：双眼时闭时开、步态不稳、面无表情、轻声唤之毫无反应，"我行我素"。

归纳起来，梦游儿童的特点是：这类儿童情绪不稳定，其梦游常在精神受刺激或紧张状态下发生；梦游时在熟悉的环境中行走自如。可以避开障碍物，但说话不连贯；醒后对梦游的情景不能记忆。据统计，1.5%～8.6%的儿童有过梦游的历史，其中男孩儿较多，尤其是15岁以前的儿童。

### 孩子梦游怎么办

对于孩子的梦游，父母不必过于惊慌。如果是偶尔发生梦游，也不需要治疗。但如果频繁发生，就得进行治疗。治疗时必须由精神科医师和心理治疗医生相互配合，单靠药物是不能从根本上解决问题的。

需要父母注意的是，当看到孩子梦游时，千万不要叫醒他，如果他不反抗，就慢慢把他领回到床上。孩子第二天早上应该什么都不记得，你也不要提起，因为如果和他说起梦游的事情，可能会让他害怕睡觉。

为了以防万一，在让孩子上床睡觉之前，你一定要把地上的玩具或其他东西捡起来，以免孩子梦游时踩着绊倒。如果孩子睡在楼上，一定要在楼梯口装上安全门。梦游的孩子遇到的大多数危险，是从窗子坠落或者想打开家门出去，所以你一定要在睡觉前保证家里的窗子和门都是锁着的。

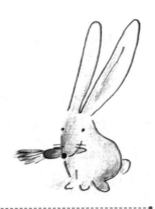

 ## 异位性皮炎

异位性皮炎是一种慢性的皮肤病，会引起严重的瘙痒，导致宝宝在睡眠中频频抓痒，睡不踏实，甚至还会经常在夜间醒来，从而严重影响了宝宝的睡眠质量。

有研究表明，患有异位性皮炎的孩子早上早起比较困难，而到下午时又很容易犯困，所以会出现很多纪律问题。因此，如果你发现了孩子经常抓挠他的皮肤，最好第一时间带孩子去医院接受治疗。

 ## 睡眠呼吸中止症

有一对父母说他们的孩子名叫亮亮，5岁了，半年前开始打鼾。在安静的睡房里，爸爸妈妈常会被他的鼾声吵醒。两个月前，他们发觉孩子打鼾的声音有时会被完全寂静的片刻打断。而且他们发觉这种状况越来越频繁。同时孩子在白天表现得没有精神，而且脾气不稳定。

专家认为，这是一个典型的有睡眠呼吸中止症的孩子。"呼吸中止"指的是在某些时候，通过鼻子和嘴的气流会中断超过10秒。在早产儿身上，因为大脑内调控呼吸系统规律的部分尚未成熟，也有可能出现这种症状。我们这里所讲的睡眠呼吸中止症，是指孩子因为鼻子和嘴里的气流进入气管的路被阻断，导致呼吸一再停止。阻断尤其容易发生在舌根的部分。

据我们所知，在做梦期肌肉有可能会完全瘫软下来，舌头便会往后移，同时对气流进入气管的通道形成阻碍。

对多数的孩子来说，余下的气流是足够的。但是案例中的亮亮的情况比较特殊，经医生诊断发现，他的鼻息肉和扁桃腺肿大，加上舌头后移，最后只剩少量的气流能进入气管。这种情形导致亮亮必须常常在半夜醒过来，让舌头归位。所以亮亮在白天的时候没有精神，情绪不稳定又容易发脾气。

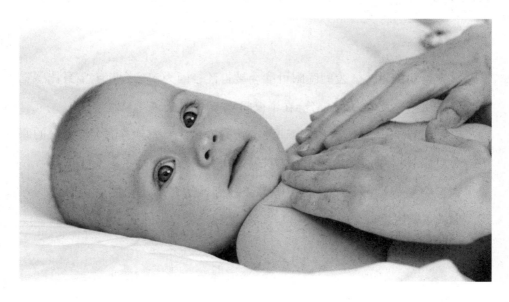

睡眠呼吸中止症的重要特征有:白天非常爱睡觉,并且可能会有不合时宜的举动或突然的性格转变。较大的孩子则可能会在学校生活中出现问题。就算没有患呼吸道感染,在夜里也会发出很大的鼾声,并且在吸入空气时胸腔会向下低陷。

一般来说,导致呼吸暂时停止最为常见的原因是扁桃腺和鼻息肉肿大,另外也会因为体重过重以及齿颚咬合不正而引起。倘若怀疑孩子的呼吸有问题,你一定要带他去看医生。通常大多数孩子在切除扁桃腺或者鼻息肉之后就会痊愈。

## 长期生病

宝宝生病的时候,夜间睡眠可能会被打乱,因为疾病会让宝宝身体感觉不舒服,从而导致他失眠或者会在半夜间醒来。

对于患有疾病的宝宝,要想让宝宝睡得好,就要充分考虑宝宝失眠的原因,要对症下药,这样才会取得较好的效果。

在宝宝生病期间,给宝宝更多的关注和爱抚是最重要的。但只要病好了,你就需要恢复正常的作息规律,以免此后发生睡眠问题。

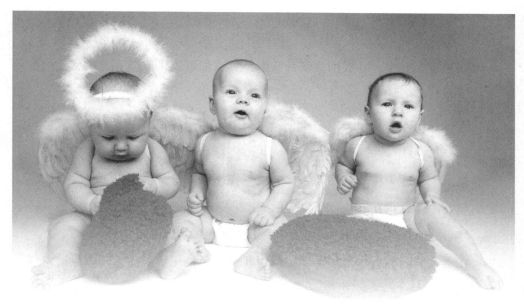

### 感冒与鼻塞

如果宝宝患了感冒，可能会影响到睡眠。因为鼻子不通气，宝宝只好用嘴来呼吸，这会使宝宝不能用吸吮等方式来进行自我安抚。

此外，当宝宝鼻子不通气时，吃东西也会变得很困难。这可能会导致宝宝在还没有吃饱以前就不再吃了，从而会使宝宝很快就会觉得饿，又要吃东西。很多宝宝在感觉不舒服时，都会少食多餐。

这时你能做的事情就是尽可能地让宝宝感觉舒服。如果有必要的话，可以轻轻地擦擦他的鼻子。还可以在他的鼻子下面抹点儿凡士林油，这样能够帮助宝宝缓解痛苦。此外，宝宝房间的温度最好保持在理想的状态。房间里还可以使用空气加湿器，这样能帮宝宝保持鼻腔清洁。

### 呼吸困难

如果宝宝长期生病，可能会造成呼吸困难，尤其在晚上宝宝躺下后会特别明显。晚上咳嗽也会给宝宝的睡眠造成严重的影响。宝宝在治疗呼吸困难时所服用的药品，也可能会加剧睡眠问题。

如果宝宝在晚上呼吸困难或者咳嗽，那么你可以采取以下方法尽量使宝宝感觉舒服些：

无论是白天还是晚上，千万不要让宝宝吸入"二手烟"，就算宝宝在楼上，也不允许有人吸烟。

把宝宝的床头垫高一点儿（比如可以在床脚下垫一本厚书）。要保持宝宝的睡姿，脚要冲着床尾，要避免宝宝滑到被子里面造成窒息。

准备好凉开水，随时给宝宝晚上喝，以让他缓解咳嗽。

在宝宝房间放置一个加湿器（新生儿应避免使用加湿器），以保持空气湿润。

在宝宝三四个月大时，你可以把提前准备好的浸透了薄荷油或者桉树油的手绢放在宝宝的小床旁，或者在加湿器中滴几滴。

如果宝宝正处于呼吸困难或者一直咳嗽，最关键的就是要教会宝宝如何在晚上独自睡觉。如果你能够这样做，宝宝就会在夜里醒来时提高自我安顿的能力。当然还要记住，当宝宝感觉舒适时，你一定要立刻让他学习自我安顿，而不能再让他赖在你的怀里睡觉了。


## 活动受限

有些宝宝会由于活动受到限制而出现睡眠困难。当然，生来就行动困难的宝宝毕竟是少数，而大多数活动受限是由于一些突发事件引起的，比如，骨折之后或在某种疾病治疗期间。例如在治疗期间，宝宝不但活动受到限制，而且还可能会由此引起宝宝的疼痛，或者骨折处打石膏引起的瘙痒等。

当然，在一定程度上，这些问题只能借助于药物、按摩和调整姿势来缓解。如果你能让宝宝在睡着之前感觉舒服的话，那么你就可以避免以后宝宝因活动受限而产生睡眠问题。

### 住院

如果宝宝经常因生病而住院，就会给宝宝的睡眠能力造成负面影响：医院的照明灯会给他的睡眠造成困扰，会影响宝宝辨认白天和夜晚的能力；宝宝也可能会因为医疗观察的需要，或者服药，或在治疗时常常被人弄醒；以前正常的睡前程序经常被打破以及医院这个新的睡眠环境，使得宝宝失去了那些他所熟悉的睡眠暗示。

所以，要想让住在医院中的宝宝能够睡好，当你在医院陪护的时候，要尽可能地为宝宝创造舒适的环境。如果可能，你可以把家里宝宝熟悉的睡前物品都拿到医院里，特别是那些和他晚上睡觉密切相关的东西。比如宝宝喜欢的玩具或者其他轻便物品，或者晚上用的故事书等。如果有条件的话，还可以在睡前给宝宝洗个澡，其间要尽量使用在家中逐渐固定的睡前程序中的语言刺激，包括洗澡时熟悉的歌曲等。

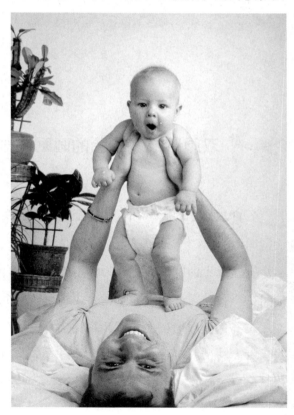

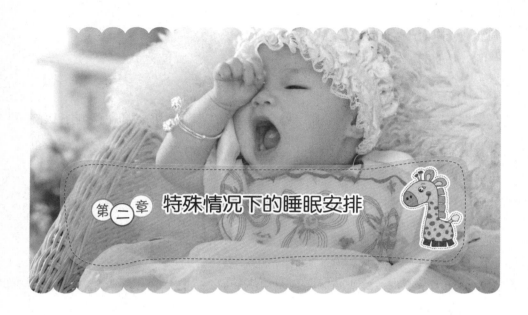

第二章 特殊情况下的睡眠安排

## 双胞胎或多胞胎的睡眠安排

养育过孩子的父母都承认这个事实，一个孩子的出生是幸福也是麻烦。而同时间有2～3个孩子出生，幸福是2～3倍，可麻烦也会是10～20倍！为什么会有这么大的麻烦呢？因为你不能克隆你自己。当一个孩子醒着要玩时，而另一个孩子需要你哄他睡觉，或正在给一个孩子喂奶时，而另一个却需要换尿布，你的麻烦就来了，并非每个妈妈都有家人或保姆帮忙。就算你很幸运，有人帮忙，可有时还是会因为没有足够的睡眠而筋疲力尽。不过，如果你掌握了下面的一些小方法，那么你缺觉的状态就会得到改善。

### 应该让双胞胎宝宝同时入睡

让双胞胎宝宝同时上床睡觉绝对有好处，这样能帮助他们养成健康的睡眠规律，也能让你得到片刻休息。如果你的双胞胎总是在不同的时间睡觉，那么很可能无论何时，他们总是至少有一个是醒着的，这样你就很难有机会休息了！记住，最好要在宝宝完全睡着之前把他们放到床上，这样可以帮助他们学会自己在床上入睡。

### 建立安神镇静的睡前程序

如果你愿意，可以在宝宝6～8周大的时候尝试给他们建立睡前程序。洗个热水澡，讲个睡前故事，搂着宝宝说上几分钟悄悄话，这些安静缓和的睡前活动能帮助他们镇静下来，做好入睡的准备。如果你每天都坚持这样的睡前程序，那么宝宝们可能很快就明白这是准备睡觉的信号。

### 把宝宝们裹在襁褓里

用襁褓或棉毯包裹宝宝是传统的育儿习俗，这样也许可以让宝宝感到安全舒适，乐于入睡。有些宝宝喜欢这种方式，有些则不太喜欢，你可以试一试，看看你的宝宝们是什么反应。

### 让双胞胎在同一张小床上睡觉

双胞胎彼此间的接触可以起到安抚作用，同时，近距离的接触也能使他们安定下来。双胞胎往往会爬向对方，甚至还会吸吮对方的手指头。但是需记住，一定要让宝宝仰卧在床上，脚靠在床尾，这样宝宝就不会因为扭动而扭到毯子下面，而使得全身过热。当双胞胎长到三个月左右的时候，你可以更容易地把他们分开，但是即使让他们睡在分开的床上，你也应该确保他们能彼此看到，他们有彼此的陪伴就能睡好。

### 先哄比较安静的宝宝

如果你的两个宝宝有一个比较爱哭，一个比较安静，那么你很可能往往想要先把大哭大闹的那个哄好。可实际上，你应该先把比较安静的宝宝安顿好，然后再集中精力去对付调皮鬼。别担心一个宝宝会把另一个宝宝吵醒，多数双胞胎和三胞胎即使躺在一张床上，也不会被兄弟姐妹的哭闹打扰，因为他们彼此已经学会了适应对方的存在。

### 顺其自然，等宝宝们准备好

宝宝的睡眠状况好坏常常取决于他们的体重，而不是年龄。同卵双胞胎几乎能同时开始睡整夜觉，而异卵双胞胎的睡眠情况则更容易互不相同，尤其是当他们的个头或性格差异很大时，睡眠情况也会有很大不同。你可以试着用这个方法来为自己争取更多的休息时间：当一个宝宝醒过来哭着要吃奶时，你就把另一个也叫醒，让他们同时吃奶。

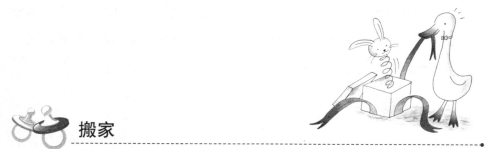

## 搬家

虽然说，搬家让人感到筋疲力尽，可是我们大多数人的心里还是会兴奋不已和紧张不安。然而，如果你正在搬家的同时还要照顾宝宝，那对于正在搬进搬出或不停地整理房间的你来说，很可能就没法顾及宝宝的睡眠要求了。因此，在准备搬家或刚搬完家的时候，你的主要目标是尽可能地保持孩子的睡眠习惯的规律性和延续性。

在孩子应该睡觉的时间，不要带着他去逛家居商店或者园艺店。如果你的孩子还不到一岁，要马上重新建立搬家前行之有效的上床时间表和睡眠模式。态度一定要坚决，可以允许1～2天的调整以适应新的环境，然而，就算是因为搬家造成了不规律，也不要理睬宝宝任何抗议的哭闹。

如果你的孩子已经几岁了，那就要慢慢来了。孩子对新事物的恐惧与好奇，对日后变化的不确定都可能引起诸如晚上难以入睡、夜间醒来、白天拒绝小睡等问题。对此，家长的态度一定要温和而坚定。要对孩子进行抚慰，在晚上多增加一些安抚时间，开开夜灯，把门打开等，这些都能起到镇定和放松的作用。但是在一定程度上，对这种额外的抚慰要有所控制，不至于让孩子认为这是无止境的。可以考虑用一个计时器来控制你准备和孩子度过的额外时间。计时器也有助于让孩子认识到父母会在一定时间之后离开。需要注意的是，要把计时器放到枕头或靠垫下面，以减弱闹铃的响声。

此外，注意以下事项也能帮助宝宝更好地在新家中睡觉：

你可以把老房子里的一些宝宝熟悉的东西拿到新房中，那样宝宝会有安全感。

要尽可能地采用平常宝宝睡前程序中他所熟悉的因素，最好是不受地点限制的因素，如习惯的语言提示、歌曲、故事等，这些用起来可能会容易一些。

如果宝宝白天睡得过多，那晚上就让他晚点儿睡觉，这样宝宝可能更容易安顿。如果宝宝还没有熟悉新家的环境就强行安排其睡觉，那结果肯定是不会让你满意的。

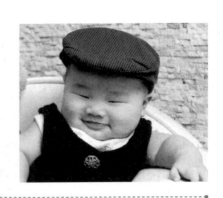

 ## 家中有小宝宝诞生

当家中即将有新的小宝宝诞生时，你要确保家中的大宝宝能够在自己的小床上安顿睡觉。然后就是要把大宝宝从大卧室中搬出去，腾出地方来迎接即将出生的小宝宝。但是需要注意的是，不要因为新的小宝宝的诞生，而忽略了大宝宝的睡眠，要知道睡眠对孩子的成长是非常重要的。因此，你一定要注意以下几点：

1. 在新的小宝宝即将出生的前几天，把即将给小宝宝用的小摇床放在你的大床边，让大宝宝明白，这就是小宝宝以后睡觉的地方，以免大宝宝看到小宝宝时感到过分惊讶。

2. 不管是在医院还是在家里，当大宝宝第一次看到小宝宝时，父母都要让他相信，虽然有了小宝宝，可是父母仍然深爱着他。告诉他，他可以随时看望小床里的小宝宝，这是父母送给他一个人的礼物。而且要经常给大宝宝说父母是多么的爱他，这点对于不喜欢外露情感的中国人来说可能有点困难，可是在小宝宝到来后，他特别想听到这些话。

3. 在刚回到家的那段时间里，父母要尽量做到不打扰大宝宝的正常生活秩序。虽然相对于大宝宝来说，小宝宝更加柔弱，可是必要时也应把小宝宝暂时放在一边，以免对大宝宝造成太大的伤害。

4. 父母要认真地像以前一样把大宝宝安置在小床上，在做这些事的时候如果非得抱着小宝宝，那注意力也一定要放在大宝宝的身上。

5. 不用担心小宝宝晚上的啼哭声会吵醒大宝宝，事实上很多大一点儿的宝宝并不在乎晚上小宝宝的啼哭。

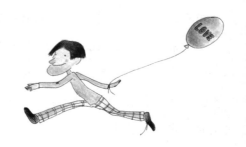

 ## 度假和探亲访友

很多父母一想到要带着宝宝去度假，或者去串亲戚，就会非常发愁，因为担心环境的变化会影响到宝宝的睡眠，或者是当回到家后宝宝的睡眠会出现问题。当父母外出度假时，如果宝宝不适应，开始大哭大闹，父母就不会有好的心情去欣赏风景，也不会得到更好的休息。当去串亲戚时，宝宝的大哭大闹则会让全家人的心情受到影响。

在度假或是探亲访友时，要想保证全家人都能睡好的关键在于让宝宝尽快在新的环境中找到与在家中相似的感觉，让宝宝有安全感，得到安慰。

当你们计划外出时，做好以下几点，可以帮助宝宝减轻不安全感：

1. 如果宝宝有特别依恋的物品，比如玩具、安抚奶嘴等一定要带上。

2. 带上宝宝在家里使用的枕头或毯子，这样可以让他在新床上有熟悉的东西。

3. 尽可能地让宝宝保持平时的作息习惯。

4. 如果度假地有时差变化，一到目的地就要尽快适应当地时间，但宝宝白天可能需要更多的休息时间，以适应突然发生的变化。

5. 最好能够灵活运用宝宝的睡眠程序，白天让他坐在童车中或者背着他在野外到处转转。在这种情况下，白天他可能会睡得时间较长，你可以让他在晚上推迟上床睡觉时间。晚餐时间如果他愿意，也可以和你们待在一起。不要担心这会有什么错，你无须刻板地非要遵守过去在家中的作息时间。

6. 在把宝宝放入小床时，要做一些家中常用的、他所熟悉的睡前程序，包括睡前哼唱相同的歌曲，跟宝宝说晚安，睡前讲故事等。如果做不到每天洗澡，至少要做到坚持洗脸、洗手、洗屁股、清洁牙齿，同时还要唱在家中洗澡时常常哼的歌曲。

7. 如果宝宝的床和你们的床在同一间卧室，那最好在宝宝的床上安顿他，不要让他钻进你们的被窝，以免他回家后拒绝待在自己的小床上，而且这样也能保证你们在外出时得到充分的休息。此外，由于不是在家里，你要加倍小心。例如，如果宝宝夜里醒来的话，你应该多去看看他，这样不至于影响其他人休息。

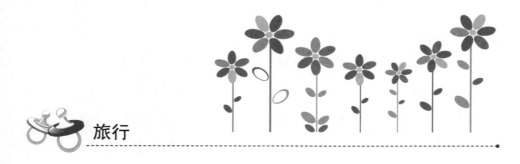

## 旅行

前面已经提到过，节假日时很多父母都会带着自己的宝宝外出旅行，可是旅行可能会给宝宝的睡眠造成严重影响。如果你的宝宝喜欢在运动中睡觉，那么他无论在哪一种旅行中都会断断续续地睡觉。然而，宝宝的这种在白天旅行时过多时间的睡眠，当到达目的地后，就会影响到宝宝晚上自我安顿的能力。此外，外出时的环境和在家里时的大不相同，也会对宝宝的自身安顿能力造成一定的影响。因此，父母可以参考以下两种方案来解决：

第一，旅行的出发时间最好选择在晚上。

第二，倘若选择在白天出发，一路上宝宝的睡眠时间过长，进而影响了他晚上的睡眠。这时你可以推迟他晚上上床睡觉的时间，当宝宝感到疲倦时再去安顿他，从而避免他挣扎着不愿睡觉，也可以防止对睡眠不利的负面因素的出现。

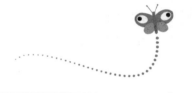

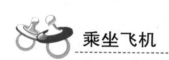 乘坐飞机

现在，很多年轻人都会带着自己的宝宝一家三口出行旅游，可是如果你打算乘飞机外出，还会涉及时差问题，所以，你必须提前做好精心准备，以尽可能减少时差对宝宝的睡眠造成破坏。具体要做好以下一些事项：

1. 在上飞机前，与航空公司预约宝宝餐、宝宝座位预定等相关服务。

2. 如果宝宝足够大，你可以买一些苹果圈，套在宝宝的大拇指上，让他吮吸或咀嚼，以防他在飞机上感到烦躁，而且还能防止飞机在起降时，宝宝的耳朵受压迫造成不适感，另外，也可以使用奶嘴，或者直接喂他母乳。

3. 不要过早地托运童车，尽可能地让宝宝在候机时在童车里多睡一会儿。

4. 飞机起飞后，你要尽快给宝宝喝点儿东西，以缓解他因耳朵的压迫而造成的不适感，同时也可以防止他脱水。

5. 千万记住在飞机起飞和降落时不能让宝宝睡觉，因为睡眠时耳膜压伤的可能性大为增加，所以一定要将孩子从睡梦中弄醒。

6. 在飞行途中，只要宝宝愿意，就不要限制他睡觉，飞机的运动使宝宝更容易产生睡意，你要鼓励他，尽量满足他的睡眠需求。

7. 如果能确定宝宝不是因为饿了或者是口渴等问题导致的哭闹，不要强行制止，宝宝哭闹是有利于咽鼓管开启的，当让他不舒服的问题解决后，哭闹就自然停止了。

8. 不要考虑时差问题，尽可能按平时在家里习惯的时间喂奶。如果需要加热，应提前告知客服人员，因为空姐可能很忙，或者奶瓶过热，你需要耐心等待。

9. 当宝宝睡醒后，可以让他四处活动活动，玩会儿玩具，总之要让他高兴，不要怕多带玩具，因为宝宝很快就会对一种玩具感到厌烦。

10. 当到达目的地后，如果宝宝还醒着，就要给他留点儿时间去熟悉周围的环境，等他疲倦时，利用所有的睡眠暗示，为其睡觉做充分准备。

11. 第一个晚上，不要让家庭其他成员，尤其是宝宝不熟悉的人，来安顿宝宝上床，就算那个人做得很好也不行。

12. 宝宝很可能调整和适应时差的速度要比你们快。如果是这样，第二天应该鼓励他。上午让他自由安排睡眠，下午要限制他睡觉，以便让他在换个地方后感到疲倦，很快就能睡着。你可以比平常他在家中的睡觉时间晚点把他放到床上。如果宝宝没有睡意，你强行把他放在床上，只会让他对新的小床产生负面情绪。

**温馨小提示**

　　3个月不到的宝宝尽可能不要坐飞机。飞机起飞降落会有较大的气压变化，这可能对孩子的耳膜造成一定的刺激和伤害。如果是年龄较大的孩子，父母可以教他们通过咀嚼、打呵欠等方式来达到压力平衡，但过小的宝宝无法学习。另外，机场是一个相对封闭的空间，如果有人患有传染病，或者旁边的乘客患有感冒，抵抗力和免疫力相对较弱的宝宝就容易被传染上。建议孩子在半岁以后乘坐飞机。

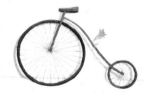

 **全职家庭**

　　一般来说，很多妈妈休完产假后就会跟爸爸一起上班了，由于白天无法照顾宝宝，所以很多夫妻会选择让双方的父母来带宝宝。然而这样的话，爸爸妈妈并不知道宝宝白天的睡眠情况如何，再加上有些爸爸妈妈由于白天没怎么陪伴宝宝，就想晚上补偿一下，想跟孩子多玩一会儿，自然的，吃饭、洗澡和上床的时间就都往后拖延了。

　　如果孩子上床时间过了生理上的睡眠时间，那么他就会慢慢地疲劳过度。如果孩子还很小，他的小睡时间可能会变得很长，以此来部分地弥补太晚睡觉的损失。等他慢慢地长大，不再小睡了，那么，与太晚睡觉相关的一系列问题就开始越发明显了。相关研究已经表明，宝宝睡眠不足，过度疲劳，就会导致宝宝易怒、脾气不好、焦虑等，正常发育也会受到影响。

因此，爸爸妈妈一定要注意，下班以后不要因为想要弥补宝宝就一个劲儿地和宝宝玩，反而要仔细观察宝宝，如果觉得宝宝过度疲劳了，那么就要把宝宝睡觉的时间提前20～30分钟，如果宝宝能很快入睡，那就说明宝宝确实是过度疲劳了。

过一段时间，如果宝宝在提前半小时的情况下睡觉，可看上去依然有点儿疲劳，那就再提前20～30分钟。

也许有的父母会有这样的担心，过早地让宝宝睡觉，会使他新的一天开始得太早，而且还担心，因为跟宝宝在一起的时间太少而导致宝宝不喜欢自己了。其实，这种担心是多虑了。因为，好睡眠是良性循环，孩子休息得好，入睡就容易，睡得会更好。他不会因为提前上床睡觉了就起得越来越早。如果宝宝晚上睡得太晚，那么第二天的小睡就会持续很长时间。这样宝宝下午就会极度疲劳。以前培养的睡眠规律就有可能被完全打乱了。而早点儿让宝宝上床睡觉，可以延迟他第二天的小睡，从而晚上就不会那么早上床了。

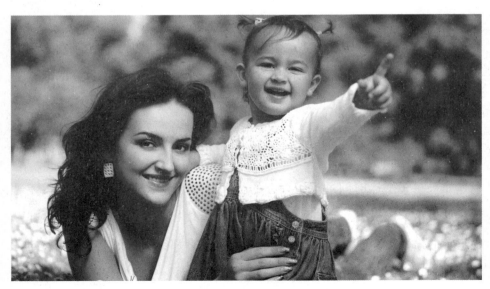